喝出营养

解惑饮水、矿物质与健康

舒为群 著

重庆大学出版社

图书在版编目（CIP）数据

喝出营养：解惑饮水、矿物质与健康/舒为群著
. --重庆：重庆大学出版社，2023.8（2025.4重印）
ISBN 978-7-5689-4011-5

Ⅰ.①喝…　Ⅱ.①舒…　Ⅲ.①饮用水—关系—健康
Ⅳ.①R123.5

中国国家版本馆CIP数据核字（2023）第119426号

喝出营养：解惑饮水、矿物质与健康
HECHU YINGYANG: JIEHUO YINSHUI、KUANGWUZHI YU JIANKANG

舒为群　著
策划编辑：张慧梓　胡　斌　张羽欣
责任编辑：张羽欣　　装帧设计：刘　伟
责任校对：邹　忌　　责任印制：张　策

＊

重庆大学出版社出版发行
出版人：陈晓阳
社址：重庆市沙坪坝区大学城西路21号
邮编：401331
电话：（023）88617190　88617185（中小学）
传真：（023）88617186　88617166
网址：http://www.cqup.com.cn
邮箱：fxk@cqup.com.cn（营销中心）
全国新华书店经销
重庆正文印务有限公司印刷

＊

开本：720mm×1020mm　1/16　印张：17　字数：223千
2023年8月第1版　2025年4月第5次印刷
ISBN 978-7-5689-4011-5　定价：58.00元

致谢

本书成型之时，我要感谢为我提供珍贵原始素材的青年朋友们，他们是（按拼音排序）：

蔡同建，常晓松，陈济安，陈强，辜丽红，韩知峡，黄玉晶，何立雄，候鹏飞，黄葳，季爱玲，金晓敏，李政，林辉，刘承鑫，刘小云，刘文毅，罗教华，吕晨，邱志群，谭新睿，谭瑶，王佳，王灵巧，王运双，吴炳征，武丽萍，向梦龙，肖国生，熊宇，徐安伟，许川，杨晓红，杨鑫，姚远，曾惠，张建江，张亮，张勇燕，赵清，郑传芬，郑维浩。

特别感谢我的科研助理王佳女士，她在素材的收集和整理中做出了基础性贡献；感谢陆军军医大学陈俊国教授、邱志群博士和重庆医科大学赵勇教授，他们对初稿的建设性意见对于本书质量的提升至关重要；感谢初颜军先生、罗教华博士和黄玉晶博士，本书的图片在他们的帮助下得以完成。

我还要特别感谢重庆大学出版社的张慧梓编辑，有了她的慧眼识珠，才有了本书的选题；同时，感谢胡斌编辑、张羽欣编辑在选材、写作、编辑等方面的专业指导和辛勤付出。

舒为群
2023年7月

序

对于人类的生存和健康而言，自然界没有任何物质可以代替水。当人有水喝的时候，体重下降40%都可以生存；可当人没水喝的时候，体重下降10%就会有生命危险，足见水对于生命的重要性。

多年来，世界各国对饮用水的安全性都极为重视。其实，水不仅是重要的环境因子，还是人体每天摄入量最大的食物。随着我国经济的快速发展，人们可选择的饮用水的种类趋于多元化。如何在安全的前提下，提升水质的健康特性，已经成为公众关注的热点。出于种种原因，当今中国人群膳食不平衡问题较为严重，尤其是矿物质的隐性缺乏十分突出，例如钙的全国人均每日摄入量不足营养推荐量的50%，镁的摄入量不足推荐量的90%，分别处于严重缺乏和缺乏的状态。硬度（钙和镁为主）和碱度（碳酸氢盐为主）是天然水的基本属性，日常饮水可以为人体提供稳定且吸收率高的钙、镁、碳酸氢盐等矿物质，对维护人体健康具有重要意义。

多年来，陆军军医大学舒为群教授和她的团队一直耕耘在饮用水与健康研究领域。通过多次动物实验和人群流行病学观察。他们发现，即使在正常食物条件下，如果长期饮用没有矿物离子的水也会影响身体健康，比如骨密度降低、身高增长迟缓、龋齿增加，还有同型半胱氨酸水平升高、血脂谱异常、动脉粥样硬化指数增加等心血管系统的病变。此外，他们还观察到蛋白质代谢、酸碱平衡调节等方面也受去矿物质饮水的明显影响。

在饮水产品和净水设备百花齐放的时代，消费者十分渴求健康饮水科普知识。舒为群教授在她团队丰富研究成果的基础上，结合国际和国内的相关研究进展，编写了这本科普读物。该书有助于公众获取科学的饮用水健康知识，在生活中理性选择有益健康的饮用水。

该书观点新颖且有据可依。除了重点介绍公众关注的饮用水对健康影响的热点问题，书中也介绍了现代生活中饮用水的新安全问题，如瓶装水包装材料释放的有害成分、含氯消毒副产物隐患、乡村生活中的井水安全等。总之，这是一本内容丰富、特色鲜明、贴近生活、寓科学性和可读性于一体、有助于全民健康促进以及净水行业良性发展的好书。

在此，我很高兴地向大家推荐这本书，相信读者们如果将书中的知识应用于生活和工作中，定会大受裨益。

浙江大学教授　沈立荣

2023年7月

前言

　　水是地球上一切生命的源泉。动物择水而栖，人类伴水而居，没有水，生命之树必将枯萎。然而，对于给予我们生命的水，我们真的了解吗？

　　这些年，经常有人问我关于喝水的问题，比如，喝硬水容易得结石吗？苏打水可以降尿酸吗？我家宝宝该喝什么水？家里需要安装净水器吗？等等。生活中也常常见到这样的人：不口渴不喝水的打工仔，每天都以饮料代水的学生娃，非纯净水不喝的高级白领……对于水的观点，媒体也是各执己见，要不坚持"水就是水，没有任何营养价值"，要不宣称水可"包治百病"。如果说水是哈姆雷特，学术界、企业家、消费者的解读绝不止一千种。

　　多年来，我和我的同事们一直从事着饮用水相关的教学和科研工作，这使我们对饮用水与健康的关系有了较多的感悟。鉴于公众对饮用水健康知识的热烈渴求，我将我们团队以及国内外的相关研究进展进行筛选和整理，形成这本兼具专业性和科普性的读物，以飨读者。

水有强大的溶解力和包容性，饮用水中有无数的微生物、有机物、矿物质及其化合物，水还有独特的物理属性，比如磁场、同位素、分子缔合状态等，它们都对人体健康产生影响。可以说，饮用水健康密码的复杂程度远超出想象。本书只是我们粗浅认知的第一次汇集，受限于我们的学术水平和写作水平，书中还存在很多不足，望读者谅解。

　　希望本书能给您的美好生活增添一缕健康的云彩！

舒为群

2023年7月

喝出营养：
解惑饮水、矿物质与健康

本书用到的简写及其释义

简写	释义
AD	阿尔茨海默病，Alzheimer's disease 的简写，又称"老年痴呆"
AMI	急性心肌梗死，acute myocardial infarction 的简写
BPA	双酚A，bisphenol A的简写，一种内分泌干扰物，可诱发肥胖和性早熟。BPA是聚碳酸酯合成过程中的增塑剂，用于制造奶瓶、水瓶、食品包装的内侧涂层
CTX	I型胶原羧基末端肽，collagen I telopeptide X的简写，骨组织胶原降解标志物，反映破骨细胞的骨吸收活性
DNA	脱氧核糖核酸，deoxyribonucleic acid的简写，细胞遗传物质之一，基因的基本组成
IARC	国际癌症研究中心，International Agency for Research on Cancer的简写
LDPE	低密度聚乙烯，low density polyethylene的简写
mEq/L	毫克当量每升，表示浓度的单位
mg/dL	毫克每分升，临床用于表示血液中某物质浓度的单位
mg/L	毫克每升，用于表示水中某物质浓度的单位
mmHg	毫米汞柱，测量血压的单位
mmol/L	毫摩尔每升，表示浓度的单位
mol/L	摩尔每升，表示浓度的单位
mOsm/L	毫渗透摩尔每升，表示溶液渗透压的单位
MX	卤代羟基呋喃，是含氯消毒剂对水消毒时产生的有机性副产物，属于2B类致癌物

简写	释义
PC	聚碳酸酯，polycarbonate的简写，由双酚A和碳酸二苯酯反应而得，为广泛使用的食品和饮料包装材质
PCR	聚合酶链式反应，polymerase chain reaction的简写，是一种以极少量的DNA为模板，在几小时内复制出上百万份的DNA拷贝的技术
PET	聚对苯二甲酸乙二醇酯，polyethylene terephthalate的简写，为广泛使用的食品和饮料包装材质
pH	溶液的酸碱度。pH越小，酸性越强；pH越大，碱性越强。pH为7时，溶液是中性的
PRAL	潜在肾酸负荷，potential renal acid load的简写，表示食物和饮水在人体代谢后产生的需要肾脏经尿排出的酸性物质的多少
PWVao	主动脉脉冲波速度，aortic pulse wave velocity的简写，反映血管硬化的指标
RNA	核糖核酸，ribonucleic acid的简写，细胞遗传物质之一，基因的基本组成
RO	反渗透，reverse osmosis的简写，反渗透工艺是当今广泛使用的水深度处理工艺
S/cm	西门子每厘米，表示电导率的单位
TDS	溶解性总固体，total dissolved solids的简写
μg	微克，表示质量的单位
μm	微米，表示长度的单位
μS/cm	微西门子每厘米，表示电导率的单位

现代饮水种类小词汇

水源水：又称"生水"，是指没有经过处理的原水。它可能含有各种影响感官的杂质、致人生病的微生物、对人体有害的有毒重金属等。水源水需要经过净化、消毒处理以后才适合于饮用。

自来水：经过净化、消毒处理且水质满足人类卫生要求的饮用水，一般通过管道提供给用户。

饮用天然水：将优质的地表水或地下水水源进行最小限度的处理（如简单过滤、臭氧杀菌等）后得到的卫生指标合格的饮用水。由于水源选择苛刻，市售天然水的污染成分少，最大限度地保留了原水中的有益矿物质和微量元素。广义的天然水包括天然矿泉水、天然小苏打水等类型。

饮用天然矿泉水：在水源地直接包装、水中天然含有足量的一种或多种矿泉元素成分、卫生指标合格的饮用水。

饮用天然小苏打水：在水源地直接包装、水中天然含有足量的碳酸氢钠、pH不低于7.8、卫生指标合格的饮用水。

饮用纯净水：采用水质深度处理技术（如反渗透、蒸馏等）处理后彻底去除了水中污染物和矿物质的饮用水。

蒸馏水：采用蒸馏工艺得到的饮用水。

反渗透水：采用一级或多级反渗透工艺彻底去除了水中污染物和矿物质的水，反渗透水已经在很多国家和地区用作饮用水。

海水淡化水：又称"脱盐水"，是指将海水经过多重水处理工艺（如反渗透工艺）处理后得到的不含盐分的软水，在一些沿海地区被用作饮用水。

矿物质水：又称"人工矿化水"，是指在纯净水或自来水基础上人为添加了化学盐的饮用水。矿物质水不是矿泉水，前者是人工加入矿物质后形成的，后者是因地质条件而天然含有矿物质。

人工苏打水：在纯净水或自来水中添加化学盐碳酸氢钠以及其他添加剂的饮料。

包装饮用水：采用各种包装材料（玻璃、塑料、金属、陶瓷等）以不同形式（瓶、桶、袋等）包装密封后供消费者饮用的、卫生指标合格的饮用水。

直饮水：卫生指标合格的、不需要进一步消毒处理就可以直接饮用的水。直饮水多以市政自来水为水源进行深度处理，通过管道或饮水机提供给用户。

净水器水：通过各种净水器处理后得到的、卫生指标合格的饮用水。

白水：泛指不添加任何物质的、可以饮用的清水。

目录

喝出营养:
解惑饮水、矿物质与健康

喝出营养：
解惑饮水、矿物质与健康

第一篇

水化，你对自己的
第一责任

第1章

水对人体的意义

男儿女儿皆是水做的骨肉 ——从中国人体水分比例说起

在国人熟知的名著《红楼梦》中，多情才子贾宝玉曾经感叹："女儿是水做的骨肉，男儿是泥做的骨肉。"事实是这样的吗？

原北京军区后勤部的李清亚等采用人体脂肪测定仪对9 666位中国人（男4 339人，女5 327人）的人体成分进行了测定和分析。他们发现，从总体趋势上看，随着年龄的增长，男性和女性的身体水分比例都在逐渐下降。**然而，不论在哪个年龄段，男性的身体水分比例始终都高于女性**[1]，如图1-1所示。

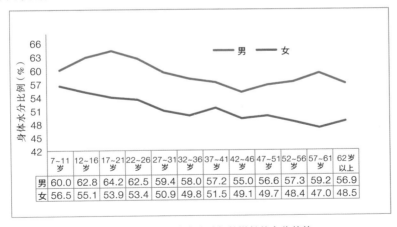

图1-1　中国人身体水分随年龄增长的变化趋势

也就是说，实际上男儿更是"水做的骨肉"。这是因为，男性往往拥有更多的肌肉，肌肉的含水量高达75%~80%；而女性往往拥有更多的脂肪，脂肪的含水量则少得多，只有10%~30%。而且，人体的代谢活动离不开水分，在相同年龄的情况下，男性的基础代谢率会比女性高10%左右。同时，在生活和工作中，男性往往体力消耗更大，户外工作更多……这些都导致男性对水的需求量更大。按照中国营养学会的推荐，成年男性每天的饮水量应不低于1 700 mL，成年女性应不低于1 500 mL。

男女身体水分的差异还提示一个与人们想象相悖的事实——女性，特别是肥胖女性，由于身体里的天然"蓄水池"——肌肉的比例较少，是相对容易缺水的。**这就意味着女性需要注意主动且及时地补充水分**。在女性特殊的生理阶段，比如月经、怀孕、哺乳等时期，身体对水的需求量更大，此时多喝水就会更加重要。

遗憾的是，在日常生活中，三餐以外不碰水杯的人十分常见。后文我们会提到，中国人的饮水量大多没有达到相应年龄段的最低推荐量，很多人处于不知不觉的慢性脱水状态中。慢性脱水可导致多种健康损害，比如疲劳、认知障碍、老年痴呆、血栓、肾结石、胆结石、青光眼、白内障、痛风、便秘等等。因此，养成主动喝水、喝足够的水的习惯，对于男性和女性都至关重要！

水对人体的结构价值 —— 充盈、循环、润滑、缓冲

水，是我们人体中绝对含量最多的物质成分，是生命的主要承载体系。人体自出生到逐渐老去，实则是水分不断丢失的过程，人体生长发育最旺盛的阶段也是水分含量最充足的时期。老年人之所以皮肤干瘪，关节卡顿，血液黏稠，很重要的原因就是身体内水分比例有了明显下降。

表1-1显示了水分在人体不同部位的比例。可见虽然人体不同组织或器官所含水分比例大有不同，但无一例外都离不开水，尤其是那些重要器官如脑、肾、心、肝等，即使是最坚硬的牙齿，也离不开水的支撑。

表1-1 成人重要组织、器官及体液中所含水分的比例

人体组织或器官	水的含量（%）
脑	85（灰质），70（白质）
肾脏	79~85
肺	75~83
肌肉	75~80
心脏	73~80
肝脏	68~75
关节软骨	65~80
结缔组织	60~80
皮肤	50~65（真皮层），15~20（角质层）
骨骼	20~31
脂肪	10~30
指甲	12~16
毛发	10~15
牙齿	8~10
眼球内房水	98~99
尿液	95~97
唾液	94~99
脑脊液	90
精液	90
血液和淋巴液	83~90
关节滑液	85
乳汁	80~90
粪便	25~75

第一篇
水化，你对自己的第一责任

人体内的水有自由水和结合水之分，自由水是那些可以在细胞内、细胞外、组织间自由移动的水，而结合水是与蛋白质、糖胺聚糖、磷脂等生物大分子结合在一起的水，它们不能自由移动，但发挥着复杂的生理功能。人体内的水大部分以结合水的形式存在，只有少部分是自由水。因自由水和结合水的比例不同，组织和器官的坚实程度各异。比如，心脏含水接近80%，仅比血液略少，但因心脏里的水主要是结合水，而血液里的水多为自由水，故心脏坚实柔韧，血液则可循环流动。

总之，水是构成人体的最重要物质基础，它对于人体的结构价值可以总结为以下几个方面：

- 维持组织和细胞的充盈状态；
- 维持血液和淋巴液的有效循环；
- 维持各种体液的内分泌和外分泌；
- 在脑间隙、关节腔隙、组织间隙起到保护和润滑的作用；
- 赋予骨骼、牙齿、皮肤以生物弹性，使其具有缓冲外力的能力。

水是人体新陈代谢的反应池

水具有强大的溶解性能，它为人体的新陈代谢提供了极佳的平台。水在这里的价值主要体现在：

（1）水是机体最重要的溶剂。水的介电常数高，溶解力极强，人体所需的营养物质和代谢产物都能溶于水中而被利用。即使不溶于水的物质，如脂肪和一些蛋白质，也能分散于水中成为乳浊液或胶体溶液，从而被进一步分解。

（2）水也是机体最重要的载体。水的流动性大，能穿过各种生物膜。从外界摄取的养分通过水输送到机体的各个部分，同时机体的代谢产物又通过水输送到肾、肺、肠道、皮肤等得以排出。

（3）水还是机体生化反应的绝佳基液。水分子自身离解度非常低，单纯的水溶液为中性状态，它为生命体内各种生化反应提供了极具包容性的平台。

水是人体不可或缺的矿物质营养资源

虽然膳食是人体矿物质的主要来源，但膳食中的矿物质多与大分子的螯合肽、谷胱甘肽、金属硫蛋白等螯合在一起，人体对它们的吸收相对较难。而饮用水中的矿物质大都已经处于溶解性离子状态，人体对其吸收比较容易。比如，钙和镁是人体需求量最大的两种矿物质，已有研究证实水钙和牛奶钙在人体的吸收率是不相上下的，分别为22.53%和23.15%；又如，固体食物中的镁吸收率一般不超过40%，而水中的镁可高达70%。

除了钙和镁，饮用水中还有钠、钾、锌、碘、氟、铬、锂、钼、硒、钴、钒、硅等多种矿物离子以及由它们形成的盐类。其中的某些种类如氟、碘、硅、硒、钴、钒、锂等在固体膳食中或含量不高或不易被吸收，饮水就成为人体得到它们的重要途径。人体氟90%以上来源于水；当无碘盐供应时，人体碘94%来源于水。自然水体中还含有丰富的碳酸氢盐，而碳酸氢盐是人体内最重要的碱性缓冲物质，饮用富含碳酸氢盐的水可为人体提供外源性的碱储备，对于酸碱平衡的调节十分有利。

总之，因为水可提供膳食中含量不足的必需元素，也因为水中的矿物质易被人体吸收，所以水是人体矿物质不可缺少、也不能替代的营养来源。

水是无可比拟的体温稳定剂

在自然界的常见液体中，水的比热容是最高的，每 1 mL 水升高或降低 10 ℃，需要 1 000 卡热值的输入或散发，故水可以储存大量的热而不使体温快速波动。

水的蒸发热也很大，每 1 mL 水在 37 ℃ 完全蒸发需要吸收 575 卡热值，少量的汗液蒸发就能散发大量的热。高温下有足够的水分来出汗，严寒时有足够的水分来蓄热，对于防止高温时的中暑以及严寒时的失温都至关重要。

同时，水的流动能够让身体的热量均匀分布，让核心脏器的温度维持稳定，这也是维持正常生命活动所必须的。人体还有对温度敏感的器官，比如男性睾丸的精子对温度异常敏感，睾丸温度高于 34 ℃ 就难以产生健康的精子，从这个角度来看，男性体内水分的保持更具有重要的意义。

第2章

如何保持水的平衡？

人体中水的动态平衡

人体摄入的水，在胃里停留时间很短，10分钟左右就会到达肠道，在肠道仅15~20分钟就有50%被吸收入血。肠道黏膜细胞壁上有一种蛋白质——水通道蛋白（aquaporin）[1]，专门负责水分子的泵入。水被肠道细胞吸收后，从毛细血管进入血液循环，到达全身各个组织和器官。水主要通过尿液排出，水由摄入到变成尿液一般历时30~45分钟，大约相当于一堂课的时间。

正常情况下，人体每天水的摄入量和排出量是处于动态平衡之中的，如图1-2所示。具体来说，人体每天可以从三个途径获取水分：

一是饮水，1 500~2 000 mL，一般占人体每日得水量的75%；

二是食物（蔬菜、水果、饮料等）带来的水，700~1 200 mL，约为人体得水量的20%；

三是身体内糖、脂肪、蛋白质等氧化产生的代谢水，大约300 mL，约为人体每日得水量的5%。

人体排出水分通过四个途径：

1　水通道蛋白孔径约为3.80 Å（Å音译为"埃"，1 Å等于0.1 nm），水分子直径约为3.24 Å。

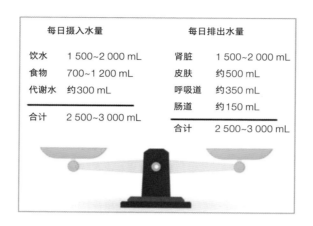

每日摄入水量		每日排出水量	
饮水	1 500~2 000 mL	肾脏	1 500~2 000 mL
食物	700~1 200 mL	皮肤	约500 mL
代谢水	约300 mL	呼吸道	约350 mL
		肠道	约150 mL
合计	2 500~3 000 mL	合计	2 500~3 000 mL

图1-2　人体水分平衡示意图

一是肾脏排出尿液，1 500~2 000 mL。

二是皮肤水分的蒸发，其中常温下皮肤水分的蒸发是不知不觉的，即非显性蒸发，也叫隐性蒸发，大约500 mL。天气炎热或者运动时，皮肤会有额外的出汗，这叫显性出汗。环境温度越高，体表面积越大，运动强度越大、时间越长，出汗量会越多。

三是呼吸道的隐性蒸发，约350 mL，激烈运动和气候干燥时，呼吸道的水分蒸发量也会增加。

四是肠道排出粪便，粪便中也含有一些水，一般情况下约150 mL。

成年人的饮水推荐量

在《中国居民膳食指南（2022）》中，第一次将**"规律进餐，足量饮水"**作为了膳食八大准则之一。同时，还有以下具体的说明：**足量饮水，少量多次。**在温和气候条件下，低身体活动水平的**成年男性每天喝水1 700 mL，成年女性每天喝水1 500 mL。**

显然，这是一个最低的推荐量。在特殊的生理状态下、特殊的环境状态下、特殊的身体活动情况下，饮水量都应该有适当的增加。比如，指南建议孕期和哺乳期妇女饮水量适当增加，妇女在备孕期和孕早期的饮水推荐量为1 500~1 700 mL/天，孕中期和孕晚期的饮水推荐量为1 700 mL/天，哺乳期则需每天额外增加1 100 mL，即饮水量2 800 mL/天。老年人因为身体保留水分的能力降低，也需要主动、少量、多次地补水。

当在高温或干燥环境下进行高强度体力活动（跑步、负重、行军、训练等）时，通过排汗、呼吸等丢失的水分和电解质增加，此时的饮水量则应相应增加，同时还应注意电解质的补充。

为什么成年人每天至少要喝1 700 mL的水？

这个最低饮水量实际上是由最低尿量决定的。

从水的生理平衡关系可看出，人在没有明显出汗的情况下，**尿是水分排出的最主要途径**。实际上，尿是一种复杂的液体，其溶质主要是蛋白质的代谢产物以及未被肾脏重吸收的矿物质和电解质，这些溶质的量一般不少于50 g，而尿液的饱和浓度约为70 g/L。**因此，正常成人每天至少排出700 mL尿液（这就是所谓的最低尿量），才能清除这50 g代谢废物。**再加上皮肤的非显性蒸发约500 mL，呼吸蒸发约350 mL，粪便排水约150 mL，因此，人体每天至少需要摄入1 700 mL的水分，才能满足最低的生理需水量。

如何简便估算你每天的饮水量？

体重是决定水需求的最基本因素。**成年人可以按照每1 kg体重需水40 mL左右来判断每天的饮水量。**男性、高温环境、干燥环境、重体力活动、摄食量大等情况下，每千克体重的需水量应该高一些，而女性、凉爽环境、湿润环境、安静、节食等情况下，每千克体重的需水量会低一些。举例来说：

如果是体重50 kg的女性，每天的饮水量为：

$$50（体重）×（低温或安静时取30 mL ～$$
$$高温或运动时取40 mL）= 1\ 500～2\ 000\ mL.$$

如果是体重80 kg的男性，每天的饮水量为：

$$80（体重）×（低温或安静时取40 mL ～$$
$$高温或运动时取50 mL）= 3\ 200～4\ 000\ mL.$$

十三种饮料水化指数比较

水化是指人体对水的吸收，人体含水的程度叫作水合状态。足量的水对维持人的生存和健康至关重要。英国研究者提出了饮料水化指数的概念[2]，他们希望建立一个能够反应不同饮料摄入后人体水合状态的参数，类似于食物的升高血糖指数。其计算公式是：

$$某饮料水化指数 = 标准饮水摄入后24小时累积尿量 ÷$$
$$该饮料摄入后24小时累积尿量.$$

研究者比较了英国人最常消费的13种饮料，包括不含气水（也叫静水）、含气水、可乐、健怡可乐 [1]、运动饮料、口服补液盐、橙汁、拉格啤酒 [2]、咖啡、茶、冰茶、全脂牛奶、脱脂牛奶。有72名健康男性参与实验。静水为标准水。结果发现，口服补液盐、全脂牛奶、脱脂牛奶、橙汁的水化指数显著高于标准水，含气水、可乐、

1　健怡可乐，即无糖可乐，采用阿斯巴甜代糖，每听（335 mL）含糖0 g，能量1大卡；而传统可乐每听(335 mL)含糖27 g，能量97大卡。

2　拉格啤酒，即淡味啤酒，酒精含量低，口感清爽；与之相对的是艾尔啤酒，酒精含量较高，口感浓郁。

健怡可乐、运动饮料、拉格啤酒、咖啡、茶、冰茶的水化指数与标准水没有明显差别，如图1-3所示。

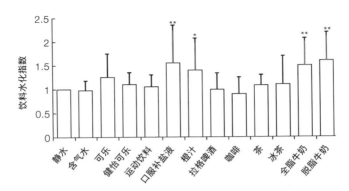

标有*，代表这种液体的水化能力与标准水即静水相比有显著增加

图1-3　十三种饮料的水化指数比较

　　该研究发现不同饮料对人体水化的能力的确有所不同，口服补液盐、牛奶、橙汁具有较好的补水作用。全脂牛奶、脱脂牛奶、橙汁具有显著的保钾作用。口服补液盐具有显著的保钠作用，但高血压患者应慎重选择。综合而言，牛奶（包括全脂和脱脂）和橙汁是有利于人体水化和电解质平衡的优良饮料。

　　值得注意的是，中国人爱喝的茶、西方人痴迷的咖啡、年轻人喜好的啤酒，在对人体水化的能力上都表现不佳，换言之，它们容易让身体脱水。假如你是茶或咖啡的爱好者，日常生活中需适当补充白水、牛奶、橙汁等，以免身体处于隐性脱水状态。

　　生活中往往会有不方便带水的情况，比如长途驾驶、外科手术、野外考察等，了解常见饮料的水化指数，可以帮助消费者在特殊情况下选择最有利于水化的饮料种类。如果生产者能在产品标签上加上水化指数的标识，消费者在购买时就多了一个参考。

如何判断我们身体的水合状态？

日常生活中，我们可以通过尿量、尿液颜色、口渴感以及体重变化来评估身体是否处于适宜的水合状态。

（1）尿液颜色：尿液颜色是最直观的水合判断指征。如图1-4所示，**水合正常时尿液应呈淡柠檬黄色或稻草黄色**。尿液颜色过淡（几近白色）提示水合过度，有发生低钠血症的风险；尿液颜色过重（金黄、暗黄）则提示水合不足，身体可能处于脱水状态。

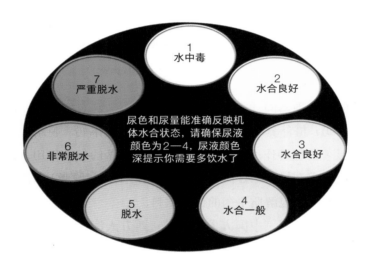

图1-4　机体不同水合状态下的尿液颜色

（2）尿量：水合正常时，24小时尿量应该不少于1 500 mL。正常人膀胱容量为300~400 mL，大于400 mL会有较强的排尿感。水合正常的成年人每天应排尿4次以上。

（3）口渴感：口渴是身体缺水的最直接但不是最敏感的信号，有口渴感时，身体已经有轻微脱水，不是最佳的水合状态了，需要尽快补充水分。

（4）体重变化：正常进食情况下，一个人每日体重（早上小便后的体重）的上下波动应该不超过1%。如果波动超过2%~3%，则提示水合不足（脱水）或水合过度，需要及时调整补水方案。

在临床，或者有专业要求的情况下，可以用仪器检测以下指标，它们能够更加精确地反映身体的水合状态。

（1）血浆渗透压，正常水平在300 mOsm/kg左右。

（2）血钠离子浓度，正常水平在135~145 mmol/L。

（3）尿渗透压，正常水平在700 mOsm/kg左右。

（4）尿比重，正常值为1.020左右。

检测结果高于正常水平提示身体水合不足，可能处于脱水状态；检测结果低于正常水平则提示身体水合过度，可能有水中毒风险。

第3章

饮水不足的危害 —— 脱水

中国人都知道"上善若水"，但在喝水时我们的表现并不积极。调查显示，中国人的饮水量不仅普遍低于膳食指南推荐的每天 1.5~1.7 L，更是远远低于国外人群。例如，上海人均饮水量仅为 0.73 L，重庆和深圳约为 1.40 L，而西班牙为 1.6~1.7 L，英国为 2.03~2.53 L，法国为 2.1~2.3 L。

饮水不足势必导致慢性脱水，加之口渴并不是脱水的最早症状，因而慢性脱水问题很容易被人忽略。

什么情况下容易发生脱水？

脱水，也叫水合不足，是指人体内水的比例过低，同时伴随代谢紊乱的一种状态。当水的摄入量不足或排出量过多，或者二者同时存在时就会出现脱水。

水的摄入量不足常发生于以下情况：高温下出汗过多的时候；干燥且风大的环境（如高原、沙漠）；喝水不方便的职业人群，如长途司机、外科医生、教师等；身体代谢旺盛但没有良好补水习惯的年轻人，尤其是男青年；老年人对缺水的自我感知能力降低，也容易出现隐性的脱水。

水的排出量过多常见于疾病状态，如严重腹泻、严重呕吐、糖尿病患者排尿过多、烧伤时体表水分大量流失、产后过度出汗等情况。

急性脱水的健康危害

一个人如果能够喝到水，即使体重降低40%都能够存活，但如果喝不到水，体重降低10%就会有生命危险。急性脱水对生命和健康的损害是极其严重的。

急性脱水时，人体的生理反应以口渴、神经系统变化、尿量减少最为明显。人的大脑含有70%以上的水分，大脑对缺水的反应尤为敏感。当脱水仅为体重的1%~2%时，神经元的活动开始降低，短期记忆受损，视觉跟踪能力减弱，注意力难以集中。严重脱水还可致头痛、食欲减少、疲倦乃至癫痫发作。表1-2为机体在不同脱水程度时出现的症状。

表1-2 人体脱水不同程度时的生理反应

脱水量占体重的比例	症状
1%	口渴，血液黏度增加，疲倦
2%	剧烈口渴，大脑活动减慢，记忆力下降，运动能力下降，尿少
4%	口腔干燥，生理活动减缓，肌肉活动受限
6%	口腔干燥加剧，大脑认知能力明显降低，全身无力，无尿
8%	唾液分泌停止，言语困难，智力障碍，出现幻觉
10%	循环障碍，肾功能受损，精神错乱，有生命危险
12%以上	循环衰竭，狂躁，虚脱，昏迷，甚至死亡

生理状态下，婴幼儿和青少年体内的水分比例比成年人高，急性脱水时他们的反应较为强烈，婴儿会出现过度兴奋或者昏睡等神

经系统混乱现象，儿童和青少年会出现认知能力和听觉能力的下降，这对于发育中的个体是极其有害的。**儿童往往不会表达自己的口渴感受，家长和教师应特别注意督促孩子们经常喝水。**

由于脱水可以导致脑功能的降低，因此对需要高强度脑力工作的成年人而言，比如驾驶员和精密仪器操作者等，脱水也是大忌。

慢性脱水——不知不觉的健康杀手

慢性脱水对于健康的损害，犹如温水煮青蛙，是在不知不觉中发生的。

首先，慢性脱水可以直接诱发泌尿系统结石（简称"肾结石"）。当每日的排尿量低于1.5 L时，肾结石的发生风险将增加51%。有研究显示，一个人如果没有喝水的习惯，每天的水分仅来源于食物和饮料，他的肾结石发生指数将明显升高。

另外，慢性脱水还会使某些疾病的发作风险增加，或促使一些疾病恶化。例如，由于血液黏稠度增加，血管性疼痛、高血压、脑血栓、心衰、青光眼等疾病将更容易发生或发作。有研究显示，慢性脱水导致的血钠离子水平长期过高（大于143 mmol/L），可增加54%的老年性心衰发生风险。如果身体含水量不足，糖尿病、白内障、便秘等会变得更为严重。慢性脱水会削弱呼吸道防御体系，导致病毒感染风险增加；慢性脱水也会导致身体的电解质紊乱，增加肿瘤的发生风险。

巴特曼（Batmanghelidj）博士在其著作 *Water: for Health, for Healing, for Life*[3] 中对慢性脱水的危害进行了详细的叙述，感兴趣者可以阅读。

如何预防脱水 ——"主动、少量、多次"地补水

日常生活中，为保证充足饮水同时又不增加心血管系统的负担，"主动、少量、多次"的饮水方式最为可取，**我们应养成"不以单纯解决口渴为目标"的饮水习惯。**

在夏季、热区或剧烈运动时，提倡"适度地过量饮水"，即每次饮水时除了解渴，可适量多饮几口以预防出汗导致的水分过多丢失。汗液中含有钠、氯、钾、锌、碳酸氢盐等电解质和矿物质，出汗过多容易导致电解质失衡。当出汗量特别多时，在正常饮食之外，可补充淡盐水、口服补液盐[1]（目前推荐口服补液盐Ⅲ）和运动饮料，或增加菜汤、咸味小菜（如榨菜、泡菜、咸鱼、腐乳等），用以补充电解质。

严重脱水发生时，应该尽快就医，以防出现不可挽回的后果。此时切忌短时间内大量饮入纯净水，以免发生水中毒。水中毒可导致脑细胞水肿，后果凶险，严重者可致命。

还需特别注意的是，在野外，即使无法获取任何淡水，也都**不宜直接饮用海水、酒精、尿液等来补充水分，它们会加重脱水对机体的伤害。**

脱水驾驶的危害类似于酒驾和疲劳驾驶

车祸猛于虎。全世界每年因交通事故死亡约120万人，受伤约5 000万人，而驾驶员犯错是交通事故的最大原因。此前普遍认为

1　口服补液盐为复方制剂，用于纠正或预防水、电解质平衡紊乱，现有Ⅰ、Ⅱ、Ⅲ三种制剂。口服补液盐Ⅲ为低渗电解质溶液，在肠道中吸收好，兼具补水和补充电解质的效果。将每袋（5.125 g）溶解于250 mL白开水中即可饮用，此时水中含氯化钠0.65 g、氯化钾0.375 g、柠檬酸钠0.725 g、无水葡萄糖3.375 g。

疲劳、酒精或药物使用可增加驾驶员交通事故发生率，脱水的影响还未得到足够关注。目前的研究显示，脱水，即使是轻度，也会导致头痛、头晕、无力、疲劳、警觉性和注意力下降。

欧洲水化研究所建议驾驶员定时补水以减少驾驶疲劳。然而，许多驾驶员为了避免中途上厕所，还是不会主动喝水。另外，长期驾驶时，皮肤和呼吸道的水分蒸发很大，也易使人轻微脱水。

英国学者在《生理学与行为》杂志上发表了一项研究[4]，他们将具有驾驶经验的12名男性随机分为饮水组和限水组，进行饮水干预后在模拟驾驶实验中比较他们的生理变化以及犯错次数。结果显示：随着驾驶时间的延长，两组驾驶员的犯错次数都逐渐上升，但限水组犯错次数增加更为显著，限水组总的犯错次数也显著高于饮水组。脑电图上可看到限水组表现出更多的困倦和警觉性下降。在自我评定报告中，限水组的口渴感显著上升，注意力、集中力和警觉性显著降低。

这项研究虽然样本量较小，但是对干扰因素进行了很好的控制，因此结果仍然是有说服力的。它告诉我们，**轻度脱水就可显著增加驾驶员的犯错次数**。从某种意义上来说，脱水驾驶的危险性不亚于酒驾和疲劳驾驶！

喝水少的人抑郁风险明显增加

近年来心理障碍的患病率呈上升趋势，全世界约有29.2%的人患有1种或1种以上的心理障碍。抑郁和焦虑都是常见的心理障碍。在中国，这两种障碍的患病率分别达到了6.1%和5.0%。有关饮水与心理健康关系的研究目前还不多见。

伊朗人爱喝茶、咖啡和果汁，但这些饮品都要加糖饮用，因此白水（plain water，泛指不添加其他物质的各种清水）才是伊朗人主要的饮水来源。伊朗学者在一项包括了3 327名成人的流行病学研究中[5]，发现了以下规律：

首先，饮白水量分别为少（每天不足2杯）、中（每天2~5杯）、多（每天大于5杯）的三组人群，他们的焦虑评分均值分别为4.5，3.5，3.0，抑郁评分均值分别为6.8，6.1，5.3，都显示为饮水量越少分值越高，即焦虑和抑郁越为严重。

其次，相对于饮水量多的人群，饮水量中等和少的人群抑郁发生风险分别增加了1.37倍和1.79倍。同样，这两组人群的焦虑发生风险分别增加了1.58倍和1.49倍。

研究者推测其内在原因可能是水对脑细胞代谢的影响。一方面，很多营养物质（如镁、核黄素、钴胺素等）参与神经细胞的功能，它们的代谢状态与心理健康密切相关，水的消耗会通过影响这些营养物质的代谢来影响精神状态；另一方面，白水本身含有镁、碘、钴等对脑神经细胞至关重要的营养元素，充足饮水也可增加脑细胞的营养补给。此外，去甲肾上腺素水平升高是心身抑郁的特征之一，喝水可降低血浆去甲肾上腺素的水平，从而降低交感神经系统的活性，这也被认为是改善抑郁的机制之一。

从风险值看，喝水少的男性似乎比喝水少的女性更容易焦虑，其原因还需进一步研究。

慢性脱水、内源性甲醛以及老年痴呆之间的关联

阿尔茨海默病（Alzheimer's disease，AD），俗称"老年痴呆"，是老年人最常见的神经系统疾病，65岁以上患病率约为5%，85岁以上为20%，女性患病率3倍于男性。由于病因尚不明确，临床缺乏有效的治疗方法，因而早期预防至关重要。

AD患者往往都伴随有体重降低，而体重降低又多源于慢性脱

水。老年人和AD患者的慢性脱水可能是由口渴感觉减退和记忆衰退引起的。有研究发现，存在于人体所有细胞的内源性甲醛（甲醛是一种毒性分子）与AD患者的认知损害有关联，而动物实验已经证实甲醛可损害脑功能。那么，内源性甲醛是否影响人体的饮水行为和慢性脱水呢？中国科学院郝荣乔团队的研究，展示了以下发现[6]：

- 老年痴呆患者的尿甲醛水平显著高于正常老年人。
- 健康年轻人的尿甲醛水平最高的时候是早上，饮水不足可使其升高。
- 小鼠脑甲醛水平和血中抗利尿激素[1]浓度，都随年龄增加而增加，而小鼠饮水频率和饮水量则随年龄增加而降低。
- 给小鼠注射抗利尿激素，可升高甲醛水平；反之，注射甲醛，可升高抗利尿激素水平，而且两种注射的结局都是饮水频率和饮水量的降低。

根据以上发现，研究者认为：建立良好的饮水习惯，尤其是早上多饮水，不但有助于清除体内过多的内源性甲醛和其他代谢产物，也有望在老年性痴呆发生前降低其发病风险。

1　　抗利尿激素，又称"血管升压素"，由下丘脑神经细胞分泌，其主要作用是促进水在肾脏的重吸收，是尿液浓缩和稀释的关键性调节激素。

第4章

过量饮水的危害——水中毒

严格来说，我们身体里的水都不是纯水，而是含有各种溶质（特别是电解质）的复杂溶液。当我们短时间内摄入过多的水（尤其是纯水），身体的排水能力跟不上，就可能出现水在体内潴留、循环血量增多、血钠水平降低、血液渗透压过低的病理状况。这种状况严重时可引起脑细胞水肿而致人死亡。当过量摄水导致血钠低于135 mmol/L时，就可称为稀释性低钠血症，此时也叫"水中毒"。

什么情况下容易发生水中毒？

人体具有强大的渗透压调节机制，水中毒在过去是比较罕见的。然而**现代人的生活方式中有不少诱发水中毒的因素，需要引起大家的重视**。具体的因素有以下这些：

（1）过量饮水：短时间内大量饮水，特别是饮入不含矿物质的纯水（如纯净水、蒸馏水、雪融水等）时有水中毒风险。西方年轻人的喝水比赛曾经屡次发生过水中毒事件。

（2）耐力运动：较长时间的耐力运动，特别是出汗较多时，如果过量饮水就容易发生稀释性低钠血症。比如持续4小时以上的马拉松运动、登山、铁人三项、划船、徒步、军事演练等。

（3）过度节食发生严重营养不良时：营养不良可致血浆蛋白浓度

过低，细胞外液渗透压降低，水大量渗入细胞内，容易导致水潴留。

（4）过小婴儿：1岁以内特别是小于9月龄的婴儿，其体内总钠储备较少，且肾脏调节机制不完善，容易发生水中毒，而且体重指数越小（越瘦小），风险越大。

水中毒的表现及危害

发生水中毒时，血液中电解质（主要是钠、钾、氯）浓度下降，将出现稀释性低血钠状态，即低渗状态。细胞为保持内外渗透压平衡，将允许细胞外水分流入细胞内，导致细胞肿胀（如图1-5所示）。一旦脑细胞水肿，因颅骨无法扩张，颅内压力将增高，可出现头昏、头痛、脑胀、呕吐、乏力、视力模糊、嗜睡、呼吸减慢、心律减速等现象，严重者会发生昏迷、抽搐甚至死亡。

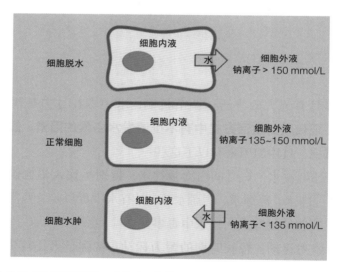

上为脱水时的干瘪细胞，中为水平衡的正常细胞，下为水中毒时的膨胀细胞

图1-5　脱水和水中毒时机体细胞状态示意图

水中毒的预防

水中毒时如果出现脑细胞水肿，是非常危险的状况，在平常生活中应该严加防范。应注意做到：

（1）在任何需要大量补水的场合，都要密切观察自己身体的水合状态，**不要过度水化**。本篇第2章介绍了如何判断身体水合状态的方法，可阅读参考。

（2）**大渴不可急饮**。任何情况下都应该控制饮水节奏，不能过快、过猛，少量、均匀、持续地补水才是安全的。

（3）出汗过多时，应注意饮用含有电解质的淡盐水、白开水、矿泉水等，避免饮用纯净水、蒸馏水，也可多饮橙汁、牛奶来补水。当在高温季节长时间运动时，也可提前服用口服补液盐来储备水和电解质。

（4）运动期间应避免喝含酒精和咖啡的饮料，以免利尿过多，此时会有更强烈的口渴感，在不知不觉中摄入过多水分。

本篇要点

水是人体结构的基本组成

水是人体新陈代谢的反应池

水是人体重要的矿物营养来源

水是人体的体温调节剂

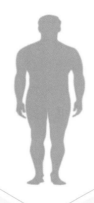

每天摄入水量：
饮水1 500~2 000 mL
食物水1 000 mL
代谢水300 mL

每天排出水量：
尿液1 500~2 000 mL
皮肤出汗500 mL
呼吸道蒸发350 mL
粪便150 mL

急性脱水的危害：
认知能力降低、
循环障碍、
重要脏器受损、
生命危险……

水中毒的危害：
电解质紊乱、
稀释性低钠血症、
脑细胞水肿、
生命危险……

慢性脱水的危害：
认知能力降低、
头痛、抑郁、
高血压、血栓、
白内障、肾结石、
老年痴呆……

喝出营养：
解惑饮水、矿物质与健康

第二篇

特殊年龄段人群的饮水

第5章

关于婴幼儿的饮水，我们需要知道这些

新手爸爸妈妈对新生儿喂养有很多疑问，周围的家长经常咨询：新生儿可以喝水吗？什么时候喂水合适？喂多少？家长选择奶粉时小心再小心，谨慎再谨慎，对冲奶粉的水同样也不敢大意。什么样的水泡奶粉合适？水温多少？正确的冲泡顺序是什么？本章将谈谈婴幼儿的饮水问题。

婴幼儿的饮水推荐量

2022年六一儿童节之际，中国营养学会发布了《中国婴幼儿喂养指南（2022）》，该指南按不同年龄分为《0~6月龄婴儿母乳喂养指南》《7~24月龄婴幼儿喂养指南》《学龄前儿童膳食指南》三个部分。其中，与饮水相关的要求分别是：

0~6月龄婴儿，母乳是其最理想的食物，此阶段应该坚持纯母乳喂养。也就是说，**6个月及以下的婴儿可从母乳获得充足水分，不建议额外饮水。**

7~24月龄婴幼儿，继续母乳喂养，但应添加糊状辅食。其中，7~12月龄（半岁~1岁）的婴幼儿每天水总摄入量为900 mL（奶或食物＋饮水），其中饮奶量为500~700 mL；13~24月龄

（1~2岁）幼儿的每天的液体总摄入量1 300 mL，其中饮奶量为400~600 mL。

学龄前儿童，强调每日饮奶，足量饮水，2~3岁幼儿建议每天饮水600~700 mL；4~5岁幼儿建议每天饮水700~800 mL。

6月龄以内婴儿不建议额外饮水的理由

世界卫生组织建议：坚持6月龄以内纯母乳喂养。此时喂养宝宝无须额外添加水分，因为母乳中80%都是水，已经足够满足婴儿所需。另外，配方奶喂养的宝宝也可以从配方奶中获得足够的水分。因此，一般情况下，6个月以内如果宝宝吃奶好，无论是母乳喂养、人工喂养，还是混合喂养都不需要额外添加水分。反之，过早添加水分会对宝宝健康造成不利影响。新生儿饮水会出现乳类摄入减少、胎粪排除延迟进而导致黄疸升高。婴儿肾脏不成熟，肾小球滤过率仅为成人的1/4~1/2，肾小管重吸收功能也较弱，如果摄入水分过多，电解质容易丢失，加之婴儿体内钠储备不多，有可能发生水中毒。

当然也有一些例外的情况，比如腹泻的时候，或者是在酷暑时节，可以通过小便的颜色和口唇黏膜的湿润程度来判断是否应该给宝宝喝水。如果小便颜色很黄，嘴唇干燥，说明宝宝身体缺水，需要额外补充水分。

添加辅食阶段的饮水

当宝宝长到6个月，家长就需要引入糊状辅食了，这个时候应当给宝宝喂水。由于添加辅食，宝宝每日会减少1/4~1/3的奶量，因此建议6~12月的婴儿每日可以补充60~100 mL的饮水量以保证水的平衡。这个时候宝宝可以独坐，对周围事物十分好奇，充满探索欲，家长可以借助鸭嘴杯引导宝宝自己饮水。

宝宝1岁时，其乳类摄入量会进一步减少，再加上正在建立一日三餐的规律，每日的活动量明显增加，水的摄入量可相应增多至大约200 mL。处于该阶段的宝宝可以有意识地自主进水，家长应当保证其运动前后及时的水分供应。

什么样的水冲奶粉合适？

什么样的水冲奶粉合适？这是家长们极为关注的问题。美国儿科学会的建议是使用安全的水源。如果不确定水质是否安全，建议沸煮1分钟，晾30分钟后再使用，同时也指出沸煮只能杀灭微生物，不能去除有毒物质。对于使用自来水的家庭，**建议取用冷水管流出的自来水煮沸**，因为从热水管流出的自来水中会更多地含有管材释放的有害物质。**同时还要注意去掉晨水**，因为自来水在管道过夜停留后有害物质的含量可能会增加。

滤水器、净水机过滤的水，由于存在微生物污染的风险，还是要烧开后再用。为避免硝酸盐污染，饮水机上的水一定注意不要存放过久，也不要反复烧开。

什么情况下用瓶装水？一般城市家庭使用白开水冲泡奶粉，只要注意去掉水龙头的晨水，很少会出现安全问题。然而，也有特殊情况，比如乡村井水可能有硝酸盐污染（可引发致命的蓝婴综合征，请参阅第九篇第37章），地方病区会有水氟和水砷过高的问题，洪涝灾害时水源受到污染，老旧居民区供水管道老化，有的地方水质过硬水垢过多等，**这些情况下建议采用正规商场出售的瓶装水。**

哪种瓶装水最益于宝宝健康?

现在市面上瓶装水种类很多,究竟选择哪种水最有益宝宝健康呢?由于市面上的主流奶粉已经将数十种矿物质(包括微量元素)的比例适当搭配,无须额外添加,因此**冲泡奶粉不建议使用矿物质含量过高的瓶装水**,比如世界卫生组织就提出适合婴幼儿的饮用水应是钠≤20 mg/L,钙≤200 mg/L,镁≤40 mg/L的水质。不过,我国市场上的瓶装水,即使是天然矿泉水,其矿化度一般都比较低,钠、钙、镁超过世界卫生组织规定限值的产品十分少见,家长们无需过多纠结。

另外,目前市场上已经有注明了适合婴幼儿饮用的、获得了卫生批件的瓶装水,说明其矿物质含量与奶粉是匹配的,卫生方面也是符合要求的,在当地水质有隐患的情况下也不失为一种选择。

还需要注意,宝宝一旦开始有母乳(或配方奶粉)以外的饮水,还是需要选择含适量矿物质的饮用水(比如白开水、泉水、淡矿泉水等),以免营养缺失。不过,基于一些不确定的健康风险,对于婴幼儿这样的敏感人群,不建议让他们饮用人工矿化水或有矿化功能的饮水机制得的水。

冲泡奶粉的水温要求

以前由于担心奶粉被一种叫作阪崎肠杆菌的特殊细菌污染,因此世界卫生组织建议使用70 ℃的热水冲泡奶粉。然而现在卫生条件已经极大改善,乳制品的检疫标准十分严格,能够保证奶粉卫生安全;而不少奶粉添加了益生菌和益生元,高温可导致此类物质丧失活性,所以70 ℃的热水不适宜冲泡此类奶粉。因此,在购买到安全奶粉的前提下,**用凉白开泡奶粉,再加热到合适的温度即可。**

正确实用的奶粉冲泡顺序

先加奶粉还是先加水？目前市面上的奶粉**都是先加水再加奶粉**，目的是保证精确定量，另外先加水奶粉更容易溶解。

一般建议按以下顺序操作：

（1）洗手，准备干净的奶瓶，自来水煮沸并冷却。

（2）将适量白开水加入奶瓶。

（3）按照30 mL水兑1勺（约4.5 g）奶粉的比例，将相应的奶粉加入奶瓶。也有奶粉建议冲调比例为50 mL兑1勺奶粉。具体需按照配方奶粉瓶身上的说明操作。

（4）轻轻摇晃奶瓶，水平转圈至奶粉完全溶解。

（5）将奶瓶放入暖奶器中进行加热。喂奶前先试温，只需倒几滴至手腕内侧即可，不宜由成人直接吸奶头尝试，以免成人口腔内细菌传播给婴幼儿。

第6章

学龄儿童的饮水

　　学龄儿童是指已满6周岁至不满18周岁的未成年人。我国学龄儿童饮水不足、以饮料代水的现象十分严重。比如在山东农村，学龄儿童日均饮水量仅有600 mL，饮水不足的比例达到了80.7%，摄盐过量的比例达到了28.7%。孩子们也缺乏主动饮水的意识，60%的儿童是渴了才喝水。

学龄儿童的饮水推荐量

　　每年的5月20日是中国学生营养日，2022年5月19日中国营养学会发布了《中国学龄儿童膳食指南（2022）》，其中对学龄儿童提出了5条平衡膳食准则：

　　（1）主动参与食物选择和制作，提高营养素养。

　　（2）吃好早餐，合理选择零食，培养健康饮食行为。

　　（3）天天喝奶，足量饮水，不喝含糖饮料，禁止饮酒。

　　（4）多户外活动，少视屏时间，每天60分钟以上中高强度身体活动。

　　（5）定期监测体格发育，保持体重适宜增长。

其中针对第三条的具体要求是这样的：

● 天天喝奶，每天300 mL及以上的液态奶或相当量的奶制品。
● 主动足量饮水，每天饮水量800~1 400 mL，其中6~10岁建议每天饮水800~1 000 mL，11~13岁建议每天饮水1 100~1 300 mL，14~17岁建议每天饮水1 200~1 400 mL。饮水首选白水。
● 不喝或少喝含糖饮料，更不能用含糖饮料代替水。
● 禁止饮酒和含酒精饮料。

喝水可提高儿童的大脑认知能力

英国《食欲》杂志报道了一项对6~7岁儿童的饮水干预研究[7]。其中，饮水组被要求自由地、尽可能地多喝水（每个儿童平均饮水409.1 mL），而对照组在不知情的情况下，没有给他们提供水。结果，饮水组的口渴感觉明显下降，视觉注意力明显提升，视觉搜索能力也有明显提升，而对照组这些变化都不明显。

成人脱水时，注意力降低，短期记忆下降，精神运动变得迟缓。这些观察往往是采用高温、禁水、剧烈运动等造成脱水来进行的。这项研究显示，即使在没有明显脱水（没有剧烈运动，没有刻意禁水，也没有处于高温环境）的情况下，喝水也会提高儿童的认知表现。

第7章

老年人的饮水

　　按照国际规定，60周岁以上的人就可以被划定为老年人了。水是人体最重要的营养物质，老年人各方面的生理机能下降，对营养的要求更高，因而在饮水方面更加需要讲究。

与老年人生理特征相对应的饮水需求

　　无论男女，随着年龄增长（早的可在25岁就已经开始），身体每年都有3%左右的肌肉被脂肪代替。由于脂肪的含水量远低于肌肉，这自然带来身体水分总量的降低。老年阶段的感知（比如口渴感）、吸收、消化、代谢、循环、排尿等功能都在减弱。老年人如果能主动地让喝水行为顺应这些变化（如表2-1所示），将会在健康长寿的道路上走得更远。

表2-1　老年人的生理特点及饮水应对策略

老年人的生理特点	饮水应对策略
身体水分比例降低，常处于慢性脱水状态，血液黏稠度较大	注意定时补水
口渴感觉迟钝	注意主动补水
心脏和血管功能减弱	遵循少量、多次、慢饮的原则，避免增加心血管负担

老年人的生理特点	饮水应对策略
呼吸功能减弱，二氧化碳排出减少，容易出现轻度呼吸性酸中毒	多饮富含碳酸氢盐的小苏打水（参阅第五篇第20章、第21章）
胃酸和胃蛋白酶分泌减少	多饮富含天然矿物离子的白水、泉水、矿泉水等；餐前饮水勿过量，避免胃液过度稀释
胃肠道蠕动减慢，容易便秘	多饮富镁水（镁的水合能力强，可促进肠道蠕动）
肾排酸能力降低，容易出现轻度代谢性酸中毒	多饮肾酸负荷低的水（参阅第五篇第19章）
肾对特定元素的排出能力减弱	对于矿化度高（矿化度大于1 500 mg/L）的矿泉水，饮用量应控制在每天500 mL以内
身体蛋白质的合成减弱，分解加速，容易出现蛋白质营养不良、肌肉萎缩、免疫功能下降的状况	避免饮用纯净水（参阅第七篇第27章）
破骨细胞活跃，骨质流失加剧，容易发生骨质疏松和关节炎，尤其是绝经后的妇女	多饮肾酸负荷低的水；多饮富含碳酸氢盐、偏硅酸、钙、镁、锶的水
常有代谢综合征等基础疾病	避免饮用纯净水，避免含糖饮料；多饮富含碳酸氢盐、钙、镁、锶的水
老年痴呆发生风险增加	适当多饮水；多饮富含偏硅酸、锂、镁等矿物质的水
日常服药量多	适当多喝水

老年人如何主动饮水？

目前大部分国家对老年人的饮水量没有单独提出要求，一般都按照成年人（18~59岁）的1 500~1 700 mL这个最低量来要求。老年人可以根据自己的体重、活动量、气温等适当予以调节。

老年人由于具有代谢减弱、容易脱水、感知迟钝等特点，应该更加注重主动饮水。比较科学的做法是这样的：

● **晨起空腹喝一杯温水，200 mL左右。** 此时喝水有助于补充因睡眠时隐性出汗和尿液分泌而导致的水分丢失，稀释血液的黏稠度，增加循环血容量，唤醒身体活力。

● **白天每1~2小时饮水100~200 mL。特别要注意少量、多次、慢饮。**

● **睡前喝一杯温水或温牛奶，100~200 mL。** 牛奶也具有很好的补水效果，而且有助于睡眠。睡前适量补水可以防止血栓形成，但不宜过量，以免频繁排尿导致睡眠质量降低。

部分老年人有以茶代水的习惯，但茶能够促进水从尿排出，导致身体隐性缺水，故建议饮茶者将部分茶水以白水代替，替换量以不低于1/3为佳。不论是茶还是水都不要过烫饮用。

本篇要点

各年龄段人群日常饮水量和饮奶量

- 0~6月龄，可从母乳获得充足水分，不建议额外饮水。
- 7~12月龄，继续母乳喂养，但应添加糊状辅食。每天液体总摄入量为900 mL，其中饮奶量为500~700 mL。
- 1~2岁，每天饮水总量1300 mL，其中需保证饮奶量400~600 mL。
- 2~3岁，每天饮水600~700 mL，饮奶量300~400 mL。
- 4~5岁，每天饮水700~800 mL，饮奶量300~400 mL。
- 6~10岁，每天饮水800~1 000 mL，饮奶及奶制品不少于300 g。
- 11~13岁，每天饮水1 100~1 300 mL，饮奶及奶制品不少于300 g。
- 14~17岁，每天饮水1 200~1 400 mL，饮奶及奶制品不少于300 g。
- 18~59岁成年人，每天饮水1 500~1 700 mL，饮奶及奶制品300~500 g。
- 60岁以上老年人，每天饮水1 500~1 700 mL，饮奶及奶制品300~500 g。应注意主动、少量、多次、慢饮。

孕妇和乳母：

- 备孕期和孕早期每天饮水1 500~1 700 mL，饮奶及奶制品300~500 g。
- 孕中期和孕晚期每天饮水1 700 mL，饮奶及奶制品300~500 g。
- 哺乳期每天饮水总量2 800 mL，饮奶及奶制品300~500 g。

喝出营养：
解惑饮水、矿物质与健康

第三篇

饮水在平衡膳食中的重要性

第8章

我们吃得很不平衡

何为平衡膳食？

平衡膳食，又称"健康膳食"，是指所摄入的营养素数量充足、种类齐全、比例适当，并且与人体的需要保持平衡关系的膳食模式。《中国居民膳食指南（2022）》中提出八条膳食准则，分别为：

食物多样，合理搭配；

吃动平衡，健康体重；

多吃蔬果、奶类、全谷、大豆；

适量吃鱼、禽、蛋、瘦肉；

少盐少油，控糖限酒；

规律进餐，足量饮水；

会烹会选，会看标签；

公筷分餐，杜绝浪费。

如果将每天食物的摄取量形象地比喻为宝塔结构，从下往上分别应是谷类200~300 g（包括全谷物和杂粮50~150 g）和薯类50~100 g、水果类200~350 g、蔬菜类300~500 g、动物性食物120~200 g、奶及奶制品300~500 g、大豆及坚果类25~35 g、油

25~30 g、盐低于5 g。同时，该指南还提出了要"足量饮水"，每天男性成年人应饮水1 700 mL以上，女性成年人应饮水1 500 mL以上（如图3-1所示）。

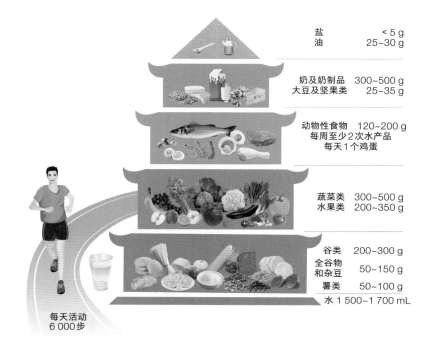

盐　　　　　　　＜5 g
油　　　　　　　25~30 g

奶及奶制品　　　300~500 g
大豆及坚果类　　25~35 g

动物性食物　　120~200 g
每周至少2次水产品
每天1个鸡蛋

蔬菜类　　　　300~500 g
水果类　　　　200~350 g

谷类　　　　　200~300 g
全谷物
和杂豆　　　　50~150 g
薯类　　　　　50~100 g
水 1 500~1 700 mL

每天活动
6 000步

图片来源：中国营养学会官网

图3-1　根据《中国居民膳食指南（2022）》绘制的膳食宝塔

国人膳食失衡之最突出——矿物质失衡

当今中国人的膳食结构正处于东西方模式的融合交汇之中，虽然三大能量营养素摄取量已经大大增加，但谷类、薯类、果蔬类、乳类、豆类这些富含维生素和矿物质的食物摄取状况很不理想。管中窥豹，仅仅从2018年"上海市居民膳食与健康状况监测结果"[8]

喝出营养：
解惑饮水、矿物质与健康

就可以看到国人膳食失衡的严重程度：

蔬菜方面，当时的《中国居民膳食指南（2016）》推荐人均每日摄入 450 g，实际上海人均每日摄入只有 249.3 g；

水果方面，推荐 300 g，实际 107.0 g；

乳及乳制品方面，推荐 300 g，实际 97.2 g；

大豆及其制品方面，推荐 25 g，实际 11.2 g；

坚果方面，推荐 10 g，实际 3.2 g；

烹调油方面，推荐不超过 25 g，实际 36.4 g；

烹调盐方面，推荐不超过 6 g，实际 7.5 g；

饮水量方面，推荐 1 500~1 700 mL，实际仅有 731.9 mL。

可见，即使在上海这样的发达地区，也存在相当明显的果蔬摄取少（维生素和矿物质摄取少）、乳类食品少（钙和蛋白质摄取少）、食盐多（钠和氯摄取过多）、饮水贫乏的问题。这样的膳食特点很容易导致人体矿物质失衡，增加许多健康风险。

第9章

矿物质隐性饥饿及其后果

人体需要的矿物元素有哪些？

矿物质，也叫无机元素，或无机盐，或灰分。在地球表层发现的92种天然元素中，人体组织中已经检测到81种。这些元素中除了碳、氢、氧、氮是有机化合物（碳水化合物、蛋白质、脂肪等）的组成元素，其余的都可被划为矿物质。

根据矿物质在人体内含量的多少，可分为常量元素和微量元素。凡在体内含量大于体重万分之一，且人体每天需要量在100 mg以上的矿物质，被称为常量元素或宏量元素，包括碳、氢、氧、氮、磷、硫、钙、钾、镁、钠、氯共11种。**常量元素皆为人体必需元素。**

凡在体内含量少于体重万分之一，且人体每天需要量不足100 mg的矿物质，被称为微量元素或痕量元素。它们又分为以下四类：**人体必需的微量元素**14种，铁、铜、锌、铬、钴、锰、镍、锡、硅、硒、钼、碘、氟、钒；**人体可能必需的微量元素**5种，溴、锂、钡、砷、锶；**有生物作用的元素**4种，钡、铌、锆、钛；**有害元素**4种，铅、镉、锑、碲。

上述说到的人体必需元素，无论是常量还是微量，都是人体不能自行合成、必须从食物或饮水中足量摄取后才能维持生命的元素。因此，当膳食严重失衡时，人体矿物质不足将接踵而至，一些健康问题也将逐步显现。

矿物质隐性饥饿的危害

人体维生素和矿物质的缺乏也被称为"隐性饥饿"。相对于因吃不饱肚子而消瘦的显性饥饿来说，隐性饥饿不易被察觉，其危害也容易被忽视。有些人虽然大腹便便，却有可能是微量营养素严重缺乏的人。国际组织对全球80多个国家进行评估后，发现隐性饥饿危害着世界上1/3人口的健康，中国被归于情况较为严重的国家之列，隐性饥饿人口数量至少在2.5亿。

在人类不断征服大自然的过程中，土壤质量也随之逐渐退化，人类食物中矿物质水平在不断下降。其原因包括长期耕种之下农作物对土壤矿物质的过量索取，矿物质成分单一的化肥导致土壤矿物质的失衡，食物的精细化加工导致矿物质的二次损失等等。美国新泽西州的农产报告显示，1914年1颗苹果可提供人体28.9 mg的镁，而到了1992年却需要6颗才能获得等量的镁。美国学者沃金杰（Workinger）等的研究发现[9]，1914—2018年约一百年间，人类日常蔬菜（卷心菜、莴苣、马铃薯、菠菜）的钙、镁、铁等矿物质含量惊人地减少了80%~90%。

矿物质犹如生命的火焰，在人体具有巨大的作用。钙、磷、镁是骨骼和牙齿的重要组成，钠、氯、钾是维持体液渗透压的主要电解质，碳酸氢盐、钠、氯等参与酸碱平衡。许多重要生物大分子离不开矿物质，比如人体内有近千种含镁酶，近两百种含锌酶，血红蛋白含铁，甲状腺素含碘……长期的矿物质隐性饥饿，于儿童将出现发育迟缓和智力受损，于成年人将增加多种慢性病（糖尿病、心血管疾病、骨质疏松、肿瘤等）的发生风险，于生育期妇女将增加

喝出营养：
解惑饮水、矿物质与健康

子代的出生缺陷，这些都将严重影响一个国家的人口素质和经济发展。

长期缺钙，结局绝不仅仅是骨质疏松

钙是人体需求量最大的矿物质，被称为"超级营养素"。钙不仅是骨骼和牙齿的主要成分，还具有很多重要的生理功能，钙广泛地参与激素分泌、信号传导、肌肉收缩、血液凝固、生殖细胞的受精和着床等活动。

充足的钙不仅对骨骼健康至关重要，还可以防止许多慢性疾病的发生。很多人不知晓骨骼中的钙可异常迁徙的病理现象，当长期缺钙时，低血钙会激发甲状旁腺激素的分泌，这种激素将刺激骨骼中破骨细胞的活性，促使骨钙溶解入血从而回复血钙水平。然而，由于骨钙密度远高于血钙（两者的比例约为10 000∶1），对于血液而言这种骨钙释放更相当于是一场灾难——不仅仅是钙的过量到来，同时还伴随着磷和胆固醇等骨浆杂质的闯入。由于这些含钙杂质（有人称之为"垃圾钙"）无法再回到骨骼，它们只能在血管壁和组织间隙中沉积下来。长期如此，血管硬化、高血压、胆结石、肾结石、骨刺、糖尿病、结直肠癌等疾患的风险将随之增加。这就是"钙迁徙"或"钙搬家"的严重后果（如图3-2所示）。

人类命中注定面临终身缺钙的威胁，中国人尤其严重

成年人体内钙的质量超过1 kg，人体必须每天从食物中获取足够的钙才能维持钙的平衡。海洋动植物可以直接通过皮肤从海水中吸收钙，而陆地上的生物只能从食物中摄取钙。尽管地球环境中

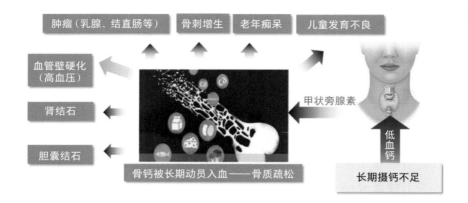

图3-2　长期低血钙导致"钙搬家"的疾病后果

的钙并不少，但遗憾的是，人类膳食中的钙并不丰富。对于以谷类为主、乳类偏少的东方膳食人群，缺钙更是普遍而且严重。据中国营养学会调查，中国居民膳食钙的摄入量达到推荐量800 mg的人群比例不到5%，成年人日均摄钙量仅为364.3 mg，只有推荐量的45.5%。处于骨骼生长最旺盛阶段的11～13岁青少年中达到推荐量的比例更是最少，只有1.1%～1.7%。

第10章

水中矿物质对平衡膳食的贡献

水中矿物质有哪些?

自然界的水是由多种溶解性的无机物、有机物、微量气体组成的复杂体系。水环境中已经检测出70余种元素,它们以离子、络合离子团、胶体等多种形式存在,可以将它们分为以下三类元素。

一是主要元素,包括碳(碳酸氢盐、碳酸盐)、硫(硫酸)、硝(硝酸)、磷(磷酸)、氯、钙、镁、钾、钠等,它们占了水中离子成分的95%以上。这些元素或为人体必需的常量元素,或参与人体酸碱平衡的调节。

二是微量元素,这些元素的浓度低(总量不到水中离子成分的5%),但种类多,包括铁、铝、硅、锶、钡、氟、碘、溴、硼、锂、铬等。其中很多种类(比如铁、硅、氟、碘、锶、锂)也是人体必需或可能必需的微量元素。

三是污染元素,因地质结构或人类活动的原因,水中可能会出现砷、汞、铅、铊、镍、六价铬等对人体有毒的元素。不过,达标的自来水和瓶装水中出现这些有害元素的可能性较小,因为世界各国在相应的饮用水水质标准中都对它们进行了严格限制。

水中矿物质的营养价值不可小觑

对于人体而言，水中矿物元素绝非锦上添花，而是不可或缺的重要营养来源。比如中国人膳食中最为缺乏的钙和镁，恰好是水的基本特征——水质硬度的主要组成。水质硬度由水中多价阳离子综合形成，但主要是钙离子和镁离子。比如，在重庆的自来水中，4种含量最高的阳离子分别为钙（52.5 mg/L）、镁（12.5 mg/L）、钠（12.7 mg/L）、钾（2.5 mg/L）。这样的水每天摄入2 L，可获得105.0 mg的钙和25.0 mg的镁，这个数量已经达到目前中国人均膳食钙每日摄入量364.3 mg的三分之一，镁每日摄入量283.4 mg的将近十分之一。

世界卫生组织的论文集《饮用水中的营养素》[10]中有这样的观点：许多元素通过膳食的摄取量非常少，而且生物利用度很低，远不如饮水的补充效率高。水中元素对机体的贡献率占总膳食摄入的1%~20%（依元素不同而有不同）。水中的某些元素以组合形式对机体健康产生影响，如骨骼和骨膜（钙、磷、镁、氟），水和电解质平衡（钠、钾、氯），激素功能（碘、铬）等。水中矿物质特别是钙、镁，对心血管具有保护作用，这在制定营养政策时应该被充分考虑。

对比一下我们从膳食和饮水中得到的钙和镁

借助"中国居民营养与健康状况监测2010—2013年综合报告"中的数据[11]，以及全国自来水及瓶装水的数据，可以比较一下我国膳食和饮水中钙、镁两种元素对人体的贡献。对比之前，请默记一下**中国营养学会对成年人的推荐摄取量是钙每天800 mg，镁每天330 mg。**

从表3-1可见，膳食中钙的实际摄取量只有推荐量的45.5%，堪称严重不足。镁的摄取量只有推荐量的85.9%，也处于缺乏状态。

表3-1　中国居民膳食钙、镁的实际摄入现状

膳食现状	钙	镁
城乡合计日均摄取量	364.3 mg	283.4 mg
膳食摄取量对推荐量的贡献率	45.5%	85.9%

从表3-2可见，如果按照中位数（可以简单理解为平均值）计算，自来水和瓶装水的钙可分别贡献推荐量的10.0%和9.7%，自来水和瓶装水的镁可分别贡献推荐量的5.8%和5.7%。也就是说，**我国居民从饮水中可稳定获得身体所需10%左右的钙和6%左右的镁。**

表3-2　中国居民通过自来水和瓶装水摄入钙、镁的现状

饮水现状	钙	镁
水中含量（中位数）	自来水40.0 mg/L 瓶装水38.9 mg/L	自来水9.5 mg/L 瓶装水9.4 mg/L
每日饮用2 L水的摄取量（中位数）	自来水80.0 mg 瓶装水77.8 mg	自来水19.0 mg 瓶装水18.8 mg
饮水摄取量对推荐量的贡献率	自来水10.0% 瓶装水9.7%	自来水5.8% 瓶装水5.7%

多数人知晓的补钙方式——乳类食品、固体食物、膳食补充剂

人类获取钙质的途径无外乎有以下几种：乳类食品、固体食物、含钙膳食补充剂，还有饮水。其中，饮水这条途径最容易被忽视。

我们不妨逐个分析一下这几种途径的利弊。

首先是乳类食品。乳及乳制品是人类获取钙质的最佳来源。不仅因其含钙丰富（每100 g牛奶含100~120 mg钙），还因为乳中含有维生素D、酪蛋白、乳糖等有利于钙质吸收的成分。成年人对牛奶中钙的吸收率为14%~42%。

然而，乳类食品的消费受到膳食习惯和经济条件的严重影响。据《中国奶业年鉴》等报告，发达国家每年人均乳类消费量为234 kg，世界人均为105 kg，而中国人均仅为33 kg，西部贫困地区儿童只有2.9 kg。如果按照牛乳含钙量的常规水平110 mg/100 g计算，发达国家居民每天可获乳钙705 mg（这个获取量已经达到成年人每天推荐量800 mg的88%），**而中国人每天仅得乳钙99.5 mg**（这个获取量只有推荐量的12%），两者差距极大。此外，有的人因为乳糖不耐受，有的人因为担心安全性，也不接受乳类食品。

其次是固体食物。长期以来，固体食物是东方膳食人群的主要获钙途径。含钙丰富的常见食物有芝麻酱、虾皮、豆干、白菜心、干海带、大豆、沙丁鱼、木耳、豆腐等（参阅附录一）。但固体食物作为钙的来源也受很多限制。首先，每种食物摄取的量不可能很多（比如芝麻酱和虾皮）。其次，食物成分复杂，比如植物中的植酸、蔬菜中草酸、某些脂肪都可与钙结合形成不溶性钙盐，因而钙的吸收率比较低。再者，每日变化的食谱也很难保证稳定的富钙食物摄取。因此，固体食物并不是我们获得钙的稳定来源。

再来看钙补充剂。这是在老年人、儿童、孕妇、乳母等有需求人群中非常流行的方式，消费市场巨大。目前的补钙产品有碳酸钙、磷酸氢钙、醋酸钙、乳酸钙、葡萄糖酸钙、柠檬酸钙等，也有含钙的复合营养素。不过，近年来的研究显示，长期服用钙补充剂对骨质疏松的改善效果并不理想。相反，短时间内高浓度钙盐进入人体，可导致血管对其输送和代谢的压力过大，容易造成血管局部钙盐沉着，反而增加了动脉粥样硬化发生的风险。因此，补充剂有其自身的风险，长期服用需要谨慎选择。

很多人不知晓的方式——喝水也可补钙，且最为天然长久

有人说，一杯牛奶中的钙远多于一杯水中的钙，饮水怎么就能补钙呢？下面来谈谈多数人不知晓的补钙方式——饮水补钙[12]。

自然界的水都含有一定的硬度，它主要由钙和镁产生。一个成年人每天需要摄入1.5~2 L的水，虽然水的含钙密度不高，但因为人的饮水量大，且每天稳定摄入，所以对人体而言，饮水是一个安全可靠、和风细雨式的钙补充途径。而这种补钙方式是很多人不知晓的。

自然水体中的钙含量受水源和地质结构的影响，有着很大的差别，一般来说，地下水（井水、泉水）高于地表水，北方的水高于南方的水。我们在收集覆盖全国678种自来水以及部分瓶装水的矿物质数据后，发现其中不乏含钙丰富者。比如，有的天然矿泉水含钙超过100 mg/L（如图3-3所示），每天饮用1~2 L，就可获钙100~200 mg；长春市、天津市、重庆市的自来水分别含钙67.0 mg/L、61.0 mg/L、

水质主要成分（mg/L）	
钙（Ca^{2+}）：70~130	锶（Sr）：0.2~1.2
钾（K^+）：0.3~1.2	钠（Na^+）：20~60
偏硅酸（H_2SiO_3）：25~60	镁（Mg^{2+}）：5~20
溶解性总固体：200~650	

pH: 7.5 ± 0.6

图3-3　国内某天然矿泉水的成分

52.5 mg/L，每天饮用2 L，可分别获钙134 mg、122 mg、105 mg。从表3-2可见，国人每日饮水摄钙量的中位数值为80.0 mg。**这些数值都已经超过或接近中国人每日99.5 mg的乳钙摄取量。**可以说，对于东方膳食结构的中国人，饮水是不容忽视的膳食之外的重要补钙途径。

第11章

饮水补矿的优势及风险

无机钙、有机钙、牛奶钙在人体吸收率的比较

经常见到这样的观点：水中的钙是无机钙且不易被人体吸收，植物、动物体内的有机钙才容易被人体吸收。这种说法有道理吗？美国学者发表在《新英格兰医学杂志》的研究就很好地回答了这个问题[13]，让我们一探究竟。

成年人钙的推荐量是800 mg，这个推荐量对于美国人、欧洲人、亚洲人都是一致的。美国国立卫生研究院对绝经后妇女的推荐值更高，为每日1 000~1 500 mg，目的是减少骨质疏松的发生。然而在18~70岁的美国女性中，大约50%的人每天摄入的钙不足500 mg。在药品说明书中，钙盐制造商都声称他们的产品吸收效果绝佳。而乳制品生产商则声明奶制品的钙比补钙剂的钙更容易吸收，因为奶中的乳糖会刺激肠上皮细胞转运钙。那么，究竟哪一方的说法才可靠呢？

市场常见的无机补钙剂有碳酸钙，有机补钙剂有葡萄糖酸钙、乳酸钙、柠檬酸钙和醋酸钙。它们的水溶性差别很大，乳酸钙、葡萄糖酸钙和柠檬酸钙的水溶性分别为碳酸钙的1 400倍、700倍和17倍。那么，它们在人体胃肠道的吸收率会有差别吗？在这项研究中，学者们比较了健康男性对6种钙源物质（上述5种钙盐和全脂牛

奶）的钙吸收率，同时还比较了5种钙盐在pH2.5（强酸，模拟胃环境）、pH5.0（弱酸，模拟小肠上部环境）、pH7（中性，作为对照）条件下的体外溶解度，以解释其体内吸收之差异。

结果发现，从人体吸收率来看，碳酸钙、葡萄糖酸钙、乳酸钙、柠檬酸钙、醋酸钙和全脂牛奶各自的钙吸收率均值分别为39%、32%、32%、27%、30%、31%，总体均值为32%。经方差分析，**这6种钙源物质的钙吸收率没有显著性差异**。

在体外溶解实验中，在中性水中，碳酸钙和柠檬酸钙溶解极少；但当pH为5.0（弱酸）时，碳酸钙和柠檬酸钙溶解度增加；**当pH继续降低到2.5（强酸性）时，所有钙盐在1小时内全部溶解**（如表3-3所示）。

表3-3 不同pH条件下各种钙盐1小时内的溶解率（%）

钙盐种类	pH7.0水溶液	pH5.0水溶液	pH2.5水溶液
碳酸钙	1	86	100
柠檬酸钙	17	23	100
葡萄糖酸钙	100	100	100
乳酸钙	100	100	100
醋酸钙	100	100	100

这项研究的两部分结果得到了巧妙呼应。虽然这些钙盐在中性水中溶解度明显不同，但人体对它们的吸收率并无显著差异，都为27%~39%，其总体均值32%与全脂牛奶的钙吸收率31%基本相当。为何如此呢？原来，在体外模拟强酸胃环境（pH2.5）的水中，5种钙盐1小时内可被完全溶解，说明**胃酸对钙盐的溶解可能是人体钙吸收的决定性因素**。

这项研究的提示是，在选择补钙剂时没有必要过多纠结于钙盐的种类，更应考虑的是其他因素，如对乳制品的耐受性、年龄、生理、疾病、剂量、价格等。

由此也可得出结论，"水中的无机钙不利于人体吸收的说法"是没有科学依据的。无论有机钙还是无机钙，人体消化道吸收钙都是以离子状态吸收的。水中钙除非是碳酸钙水垢，都是离子状态，它的吸收率与牛奶相当，低浓度时还高于牛奶。

加拿大营养学家李建平博士对此研究有以下点评：

文中的水溶性钙盐其实就是有机钙，难溶性钙盐是无机钙。不管是有机钙还是无机钙，不管是溶于水还是不溶于水，能否解离成离子钙才是吸收的关键因素。影响钙吸收的因素主要有：①胃肠道的pH：偏酸性时吸收多，偏碱性时吸收少；②食物中钙磷的比例为2：1时吸收最佳；③食物中的草酸和植酸可与钙形成不溶性盐，会阻止钙的吸收。

有机钙的特点是能溶于水，吸收时不需要胃酸的帮助，但含钙量低，生物利用度不高，需要大量服用才能达到补钙要求。无机钙的特点是含钙量高，吸收率可达40%，但水溶性差，需要胃酸的帮助才能离子化。所以钙补充剂常常是把几种类型的钙放在一起，取长补短。

膳食中过多的磷可形成钙磷化合物在肠腔中沉淀，影响钙吸收，导致低钙血症和继发性甲状腺功能亢进，也是引起骨质疏松的重要因素。低磷膳食可降低血磷水平，刺激维生素D活化，促进钙的吸收。现代人食物中摄入磷过多，如碳酸饮料为了提升口感而添加了磷酸盐，这就是可乐喝多会导致骨质疏松的原因。

补钙剂会增加血管钙化风险，天然食物则不然

已经有很多研究发现膳食中的钙是对健康有益的，但化学补钙

剂却有健康风险，可能增加心脑血管疾病、肾结石等的发生。《美国心脏协会杂志》刊登了一项研究，进一步表明化学补钙剂，即非从食物中获取的钙，可能对心脏不利[14]。

这项纵向队列研究总计观察了5 448人，以冠状动脉钙沉积作为动脉硬化的标志，分析了食物钙、补钙剂与动脉硬化之间的关联性。结果发现，摄钙总量的增加可以降低冠状动脉钙沉积的发生风险。然而，分开计算时，补钙剂的使用却增加了1.22倍的钙沉积发生风险。研究还发现，与不服用补钙剂的人相比，服用的人中有将近22%更易产生动脉斑块。

参与该研究的北卡罗来纳大学教堂山分校的营养学教授约翰·安德森（John Anderson）表示：补钙剂和从天然食物中摄取的钙不一样，血液对两种钙的吸收和反应存在差异。产生这一差异可能是因为补钙剂中含有钙盐，或者是因为一次性摄入大量的钙会导致机体无法处理。

以往有研究显示化学钙片只会把钙元素直接输送到血管中，并不能对骨骼起到强健作用。与此相反，食物补钙却会对人体产生保护作用。如果每天从食物中获取超过1 400 mg的钙，冠状动脉钙沉积的发生率将会降低27%。

也许，这就是人们常说的"药补不如食补"吧。

饮水补矿的诸多优势

首先，水中的矿物离子**大多已经是天然离子状态**，很容易被人体吸收。这是相对于食物的优势。例如，食物中的镁吸收率很难超过40%，而水镁的吸收率可高达70%。

其次，天然水中含有多种矿物离子，具有协同健康效应。例如，水中钙与镁同在，而**钙只有在镁的陪伴下才能发挥最佳作用**。因此，相比补钙剂中的单一性钙盐，水钙的营养价值更胜一筹。由于镁还是肾结石的抑制剂，因而对于结石患者，选择镁含量丰富的水来补钙，更加安全。

再者，喝水常常在胃排空时进行，此时**水中矿物质的吸收较少地受到食物的干扰。**

还有，饮水补矿，不增加能量的摄取，代谢压力小。

此外，饮水补矿，成本低，接受度高，无论贫富老幼皆可受益，对于贫困地区人群意义尤甚。

最后，需要强调的是，我们提倡饮水补矿，绝非主张只靠喝水来补充矿物质。要知道，富矿食物仍然是人体日常获取矿物质的主要来源，生活中遵循平衡膳食的原则至关重要。

饮水补矿也有需要避免的风险

目前，可供公众选择的饮用水种类繁多，即使都是卫生合格的产品，其矿物质的组成和浓度都有可能差异巨大，而消费者也存在年龄、性别、职业、活动强度等方面的参差不齐。水中矿物离子的吸收率很高，但**这个显著的优势在某些情况下也可能是一种风险。**比如，当水中矿物质总浓度过高时，或矿物质比例不平衡时，或含有毒性元素时，或消费者为敏感个体时，饮用水的选择都需要加倍小心。为避免健康风险，生活中应留意以下情况：

首先，对于 TDS（也叫矿化度）大于 1 500 mg/L 的高矿化度水，每天的饮用量不要超过 1 L，不能按照日常饮用水 1.5~1.7 L 的量来饮用。老幼体弱者更须谨慎，因为他们的肝肾代谢功能相对较弱。

其次，肾结石的发生与饮水量不足、水质的钙镁失衡关系极大（参阅第四篇第 15 章），因而容易发生肾结石的个体（如不爱喝水、吃肉多的男性青壮年），或已经患有肾结石的个体，**特别需要留意饮用水的钙镁比例**，如果钙/镁比值过大（超过10），建议改饮钙/镁比值较小的饮用水。

还要记住，饮用水的矿物质安全是第一重要的。野外山泉、新开水井等未经卫生检测合格之前，不排除存在有毒元素的可能性，请勿饮用。如果没有其他水源而不得不饮用未经处理的水时，可通过观察有无活鱼活虾等生物生存来初步判断水质是否基本安全。

生活中如何饮水补矿？

通过上述介绍可知，水中矿物质虽然密度不及固体食物，但对人体而言却是天然、温和、安全、稳定、长期、友好的营养来源，十分值得拥有。那么，生活中我们应该怎么做呢？

对于天然含有矿物离子的自来水和洁净的井水，在经过简单过滤后，可按照中国人的喝水方式——烧开后凉饮，既安全又健康。对于瓶装或桶装的矿泉水和山泉水，如果在保质期以内，直接凉饮或温饮，最有利于矿物质的吸收。

对水进行简单过滤时，滤料以活性炭为最佳，也可以选用无毒的碎石、细砂、硅藻土、麦饭石、多孔陶瓷、PP棉、棕皮、厚纱布等其他滤料。切记这些过滤不能完全去除水中微生物，过滤后的水必须烧开才能饮用。此外，滤料一定要勤洗勤换。

如果水质很不理想（如有异味和颜色，或者水垢过多），可安装净水器以保证饮用水的安全和口感。如果净水器用到了反渗透工艺，对水的处理就比较彻底，矿物质存留很少，这时应该特别注意多喝牛奶，多吃坚果、大豆、蔬菜、水果等富含矿物质的食物。还要注意滤芯的及时更换。

因为地质结构的原因，某些地区的水质天然就比较软，比如南方城市厦门的自来水含钙只有12.6 mg/L，不足长春自来水含钙量的1/5。生活在这种软水地区，需要加倍注意膳食平衡，多摄入富矿食物。不过，天然软水虽然硬度不高（钙、镁偏少），但仍然会含有多种微量元素，因而对其营养价值也不必过多担心。

水长时间烧开或反复烧开后，钙、镁会以水垢形式沉淀下来，人体就无法吸收了。所以烧水的沸腾时间控制在2分钟左右为佳，也不要反复烧开。

让孩子养成多喝白水的习惯，尽量少喝含糖饮料，切忌以饮料代替饮水。饮料大多以纯净水配制，含糖量往往很高，容易引发肥胖、龋齿等健康问题，长期饮用对生长发育十分不利。

本篇要点

中国人群膳食现状
膳食不平衡：
蔬菜少、水果少
奶类严重缺乏
盐多、油多、糖多
普遍饮水不足

产生的问题 ↓

热量过多
维生素缺乏
矿物质不平衡
普遍水化不足

不良健康结局 ↓

新生儿出生质量降低
儿童发育迟缓、龋齿增加
成年人慢性疾病风险增加

减轻 →

生活中如何应对
遵循《中国居民膳食指南
（2022）》的八条膳食准则：
食物多样，合理搭配
吃动平衡，健康体重
多吃蔬果、奶类、全谷、大豆
适量吃鱼、禽、蛋、瘦肉
少盐少油，控糖限酒
规律进餐，足量饮水（每天1 500~
1 700 mL）
会烹会选，会看标签
公筷分餐，杜绝浪费

↑

饮水是补充矿物质的重要途径
我国居民可从饮水中稳定获得推荐
量10%左右的钙和6%左右的镁
饮水补矿的优势：
离子状态易吸收
种类多、浓度温和
不增加能量摄取
来源稳定
性价比高
饮水补矿需要注意的问题：
高矿化度的水每天饮用不超过1 L
水质钙/镁比值不宜过高

第四篇

健康水质的掌门因子——硬度及钙和镁

第12章

什么是硬度？什么是硬水和软水？

硬度、暂时硬度、永久硬度

水的硬度是最常用到的水质参数，也是生活中容易感知到的一种水性，我们常常会有北方水硬、南方水软的感觉。那么，水里的"硬度"到底是什么呢？

实际上，硬水是指矿物质含量较高的水，硬度高的水需要更多的肥皂才能产生肥皂泡。水的硬度是由水里的溶解性多价阳离子（二价及二价以上的阳离子）共同决定的。**由于钙和镁往往是水中含量最多的阳离子，因而一般情况下就以钙离子和镁离子的浓度之和来表示水的硬度。**水中其他多价阳离子还有铝、钒、钡、铁、锰、锶、锌等，但它们的含量较低，对硬度的贡献较小。水的硬度成分通常来源于地质结构中的石灰岩（以碳酸钙为主的岩石）和白云岩（以碳酸钙镁为主的岩石）。

水的总硬度包括了暂时硬度和永久硬度。暂时硬度是指水中钙和镁以碳酸氢盐形式存在的部分，它们加热之前是处于溶解状态的，加热后则变成不溶性的碳酸盐沉淀（水垢），而不复存在于水中（如图4-1所示）。

永久硬度是指水中钙和镁以硫酸盐、硝酸盐和氯化物等形式存在的部分，它们加热之前是溶解状态，加热以后仍然是溶解状态，

暂时硬度遇热后的反应式
$Ca(HCO_3)_2$ (溶解) ——→ $CaCO_3$(沉淀) + H_2O + CO_2
$Mg(HCO_3)_2$ (溶解) ——→ $MgCO_3$(沉淀) + H_2O + CO_2

图4-1　水垢产生的原理

不能形成沉淀，因而长留水中。

一般情况下碳酸氢盐是水中主导性的酸根离子，因而在大多数水中暂时硬度是主要硬度。但在某些地区，水中硫酸根、硝酸根、氯离子很多，导致永久硬度比例很高，此时即使烧水也不能有效去除硬度，需要采取其他手段降低过高的硬度。永久硬度高的水往往具有苦咸的口感。

硬度通常用水中钙、镁离子的总浓度相当于每升多少碳酸钙（$CaCO_3$）的毫克数表示，也可以通过下式计算：

总硬度（mg/L，以 $CaCO_3$ 计）=2.5 × 钙离子浓度 + 4.1 × 镁离子浓度.

水质硬度——管道腐蚀性和结垢性平衡的关键因素

生活在硬水地区的人们，的确有绕不开烦恼——烧水时有水垢，烧过的水也不好喝，甚至还担心这样的水会让人患上各种结石。实际上，如同硬币有两面一样，硬度对于人体而言，也是有利有弊的。

首先需要明确的是，水垢是硬水中的碳酸钙和碳酸镁沉淀形成的。如果没有其他污染，它是没有毒性的，只是过多时会影响口感和感官而已。事实上，适度的硬度意味着含有对人体有营养的钙、镁离子以及其他矿物离子，也意味着含有具有酸碱缓冲能力的碳酸氢盐，这都是对健康有益的一面。

目前饮用水行业对硬度的关注，主要是它对感官性状的影响。

世界卫生组织在《饮用水水质准则》中暂时没有设立硬度的基准值，但进行了这样的备注：（硬度）可能会影响水的可接受性。

澳大利亚在其现行《饮用水水质标准（2011）》中，对总硬度的要求是不超过200 mg/L，但同时提醒：不同硬度体现不同的水质特点，低于60 mg/L的水是软水，但可能有腐蚀性；硬度在60~200 mg/L时属于质量好的饮用水；硬度在200~500 mg/L时可增加结垢问题；硬度高于500 mg/L会有严重结垢问题。

加拿大在《饮用水水质指南（2020）》中，虽然对硬度没有明确的限制值，但专门提出硬度在80~100 mg/L范围时易获得腐蚀性与结垢性之间的平衡；在使用软化剂的地区，建议使用独立的、没有被软化的水用于烹食和饮用，以避免水质过软时管材腐蚀带来的健康风险。

我国现行《生活饮用水卫生标准》（GB 5749—2022）中规定总硬度应不超过450 mg/L，也主要是为了防止口感不佳和水垢的出现。

水质硬度 —— 也是人体健康的把门因子

适宜的硬度对人体健康具有积极影响，本书后续将提供大量的研究证据。在此先简单提示于下：

首先，饮用水硬度缺失，意味着直接失去了人体从水中获得钙、镁、碳酸氢盐以及其他有益矿物质的补充途径。当今人类已经普遍处于矿物质隐性饥饿状态，饮用水是人类日常摄入最多的食物，其矿物质补充价值不可谓不重要。

其次，软水腐蚀性加大，水中将更容易出现有毒金属的污染，这是对健康的间接影响。管材中可能释放的金属包括铅、镉、铜、锰、锌、铬、铁、镍、锑等，其中铅和镉是高血压危险因子，铬和铁与糖尿病的发生有关，铅和锑是可疑致癌物，铜、铁、锰浓度过高时也具有氧化性，都对健康不利。

当今纯净水、蒸馏水、脱盐水等被广泛用作饮用水，这种状况可能对目前慢性疾病的井喷式增加具有令人担忧的加剧作用。

硬度也有好和坏 —— 钙/镁比值也很重要

前面说到，水的硬度过高或过低都是对消费者不利的。那么，硬度水平合适的水是不是都对健康有益呢？

近年来，**越来越多的研究显示出镁在水中的独特健康价值**。芬兰学者库萨（Kousa）等研究了芬兰乡村地下水与居民急性心肌梗死（acute myocardial infarction，AMI）首次发生风险的关系，发现地下水中镁每增加1 mg/L时，AMI的发生风险可降低4.9%，但水质钙/镁比值每增加1个单位时，AMI的发生风险反而增加3.1%。他们认为较低的饮水钙/镁比值是有益于心血管健康的[15]。目前也有很多证据显示，饮水钙/镁比值过高（钙的浓度远超过镁的时候）也是肾结石发生的重要原因（参阅第四篇第15章）。

有学者分析了食物钙/镁比值与人体健康的关系，认为较好的钙/镁比值是在1.7~2.8的范围，最佳比值是在2左右[16]。水是人类最重要的食物，水中钙和镁的最佳比值目前广为接受的是2~3，人们常常把钙/镁比值在2.5的水称为具有黄金比例的好水。然而，自然界的水大多表现为钙高过镁，特别是在喀斯特特征明显的岩溶地区，钙/镁比值过高的现象十分常见。在我们获得的56种瓶装矿泉水数据中，钙/镁比值从1到88不等，其中居于2~3的只有17种，只有30%的比例[17]。

上述信息提醒我们，从健康的角度看水质硬度，不仅要看它的水平高低是否适宜，还要看它的钙镁比例是否均衡。

硬水和软水的分级及其健康意义

水的硬度分级，因各行业目的的不同，并无特别统一的标准。综合国内外资料，我们从卫生和健康的角度进行硬度分级，总结如表4-1所示。

表4-1　水的硬度分级及其对应的性质

硬度值（CaCO$_3$，mg/L）	软硬程度	相应的性质	备注
≤10	极软	营养价值降低；软水缓冲性弱，易使涉水管材中的有害元素溶出	纯净水多低于1 mg/L
≤60	强软		—
≤100	软		—
≤200	适宜	硬度适宜时对心血管系统具有保护效应	我国自来水硬度的中位数值是140 mg/L
≤450	中硬	加热后容易产生水垢	—
≤600	高硬	口感不良，很容易产生水垢	我国生活饮用水卫生标准的硬度限值为450 mg/L
>600	极硬	口感不良，极易产生水垢；硬度值特别高时，可能有外来污染，也可能有轻泻作用，即所谓的"水土不服"	—

第13章

硬水对心血管的保护

硬水故事的回顾

硬水的故事[18]最早开始于1957年，日本学者小林纯（Kobayashi）发现居住在河水偏酸地区的居民脑血管疾病发病率较高，指出河水的碳酸钙硬度或可缓解或预防中风。

1960年，美国学者施罗德（Schroeder）等开展了涉及美国163座城市的生态学研究，他们发现在男性和女性中都存在水硬度与心血管疾病的负相关关系，即水硬度高的地方，心血管疾病少。1969—1973年，英国学者波科克（Pocock）等在对英国253个城市的生态学观察中，发现随着水质硬度从极软的10 mg/L变化到中等硬度的170 mg/L，居民心血管疾病死亡率稳定下降，水质硬度在非常软（25 mg/L）的地区比中等硬度（170 mg/L）的地区要高10%~15%。但是，硬度超过170 mg/L后，硬度再增高也不会降低心血管疾病的死亡率。

1979—1983年，芬兰的群组研究（这种方法比生态学观察更为准确）显示，芬兰东部和西部地区水镁含量分别为0.6~7.3 mg/L和6.9~27.8 mg/L，东部冠心病死亡率比西部高1.7倍。芬兰东南地区的一项病例对照研究显示，水镁含量最低的人群急性心肌梗死发生风险比水镁含量高的人群高出将近5倍。

1995—2005年，瑞典的三项病例对照研究显示，水镁含量最高的人群中死于急性心肌梗死的风险比水镁含量最低的人群低30%左右。

2008年，英国学者卡特林（Catling）等从2 906篇文献中筛选出可信度较高的12篇文献进行了综述[19]。其结论显示水镁是心血管系统的保护因子，水镁高的人群心血管疾病发生风险降低了25%，但在他的研究中水钙对心血管的保护证据尚不充分。

2016年，中国学者江（Jiang）等在数千篇文献中筛选出9篇可信度高的文献，其中涉及10项研究共77 821例冠心病人[20]。荟萃分析后的结论是：水镁含量与冠心病死亡率呈现负相关关系，饮用富镁水可以减少11%的冠心病死亡率。

2017年，意大利学者简福瑞德（Gianfredi）等在643篇文献中筛选出7篇高质量论文（一共涉及44 000人）[21]，得到这样的结论：除了水镁含量高可降低25%的心血管疾病发生风险，水钙含量高也可降低18%的心血管疾病发生风险。

饮水硬度高的少年，血管更健康

动脉粥样硬化性心血管病的发病进程始于生命早期。2014年，伊朗伊斯法罕医科大学的学者开展了一项水质硬度与健康少年（平均年龄14.75岁）血管内皮功能的关联性研究[22]。他们观察了分别饮用中等硬度（均值150.60 mg/L）和高硬度（均值591.48 mg/L）水的两组少年，测定了少年们肱动脉的血管内皮细胞损伤标志物：一是血流介导扩张百分率，二是血液的两种可溶性黏附分子，三是炎症标志物超敏C反应蛋白。

结果发现，居住在高硬度地区的少年有更高的血流介导扩张百分率（说明血管扩张功能更好），更低的超敏C反应蛋白，以及更低的可溶性细胞黏附分子（说明动脉硬化程度更低）。这反映出高硬度饮水区域少年的血管更为健康。另外，经多种混杂因素校正后的结果显示水质硬度、钙、镁是与血管健康直接有关联的因素。

这是第一篇以少年为对象的水质硬度研究，提示饮用硬水可能会降低儿童和青少年罹患动脉粥样硬化的风险。

硬水地区和软水地区血管年龄相差9岁 —— 斯洛伐克的对比观察

欧洲人有这样的说法 —— 全球的好水在欧洲，欧洲的好水在中欧。位居中欧的斯洛伐克是一个拥有地下财富的国家，这笔财富就是优质的地下水资源。杜丁采，这个位于斯洛伐克最西南端的小城，以温泉和矿泉水而闻名，每年吸引了无数人前往体验。然而，在斯洛伐克，地下财富的分布也是不均匀的，从西南渐行东北，地下岩石的溶解性降低，水中矿物质也随之减少。于是，出现了杜丁采的水质很硬而东北部的克鲁皮纳的水质很软的现象，而且这些差异对当地居民的健康也产生了影响。

根据前期"克鲁皮纳生命"项目的调查结果，在克鲁皮纳，1993—2004年心血管系统疾病死亡率较高，每10万居民中有717.3人死亡，而在杜丁采市，同一时期的数据是484.1人。同一时期斯洛伐克全国的平均数据是529.3人。

动脉硬化是心血管疾病发生的基础，它源于动脉顺应性的丧失或血管壁损伤，或两者兼有。在临床可以用动脉硬化的标志指标 —— 主动脉脉冲波速度（aortic pulse wave velocity，PWVao）[1]来代替个体的动脉年龄。动脉年龄可以高于或低于个人的实际年

---

1   主动脉脉冲波速度，也叫主动脉脉搏波速度，是脉搏波沿动脉壁传导的速度。20岁时这一数值为5 m/s，而80岁时达12 m/s（60年增加了1.4倍），提示随着年龄的增长，主动脉的弹性逐渐减弱。

龄。动脉壁越灵活，脉冲波速度越低，主动脉也越健康。

斯洛伐克夸美纽斯大学的拉潘特（Rapant）研究组在杜丁采和克鲁皮纳分别锁定72人（合计144人），对每个对象都进行了两次PWVao测量。结果发现，在硬水地区，PWVao异常增高的有11人，百分率为15.3%，而在软水地区，PWVao异常增高的有21人，百分率为29.2%，差异十分明显。同时发现，硬水地区受试者的平均主动脉年龄要比实际年龄小5岁，软水地区平均主动脉年龄反而比实际年龄要大4岁。两个地区的主动脉年龄绝对差值竟然高达9岁。经过年龄、性别、体重、吸烟等干扰因素校正后，这个差距仍然存在（如图4-2所示）[23]。

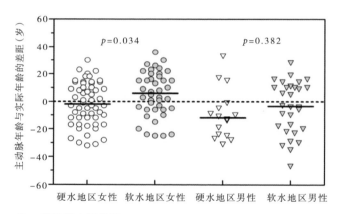

注：黑线代表平均值

图片来源：RAPANT S, et al. International Journal of Environmental Research and Public Health, 2019, 16（9）:1521–1534

图4-2　硬水地区和软水地区居民主动脉年龄与实际年龄差距的比较

这项研究对欧洲人公认的信条"水软则血管硬"又一次提供了科学注脚。研究者建议，在饮用软水的地区，应将动脉硬化测量纳入心血管疾病的监测指标。此外，他们还提出，如果同样的结果在

喝出营养：
解惑饮水、矿物质与健康

其他国家得到证实，这将是将钙和镁列入世界卫生组织饮用水准则中管制元素的一个重要理由。

水中的钙镁可抵抗钠的升高血压效应 —— 针对沿海居民的研究

全球有10亿人生活在沿海地区，有将近2.04亿人生活在因海水入侵而致地下水盐度增加的地区。水的盐度通常指氯化钠的浓度，联合国粮农组织依据电导率大小将水分为淡水（低于0.7 mS/cm）、轻盐水（0.7~2 mS/cm）、中盐水（2~10 mS/cm）以及高盐水（高于10 mS/cm）。在孟加拉国沿海地区，虽然没人饮用高盐水，但有24%的人饮用中盐水，49%的人饮用轻盐水，另有27%的人饮用淡水。

水中与盐度相关的阳离子主要有钠、钙、钾、镁等，它们也是影响人体心血管健康的常量元素。钠会升高血压，而钙、钾、镁则是心血管的保护因素。咸水中总体矿物质对血压影响会怎样呢？一项研究合并了孟加拉国2个人群队列研究的资料，获得共6 487次人体血压值和6 391份尿样矿物质浓度值[24]，分析后发现了以下规律：

与淡水人群相比，轻盐水人群的收缩压和舒张压分别降低1.55 mmHg和1.26 mmHg，中盐水人群则分别降低1.58 mmHg和1.28 mmHg。排除了高血压和糖尿病患者后，这些血压下降趋势依然存在。此外，与淡水人群相比，轻盐水人群的1期高血压[1]发生风险降低40%，2期高血压发生风险降低44%。

1　依据2017年美国心脏病学会/美国心脏协会临床实践指南工作组发布的《成人高血压的预防、检测、评估和管理指南》中的最新分类，收缩压120~129 mmHg/舒张压<80 mmHg为血压升高，而收缩压130~139 mmHg/舒张压80~89 mmHg为1期高血压，收缩压≥140 mmHg/舒张压≥90 mmHg则被列为2期高血压。

研究结果可以说与常规认知相反：水质盐度与血压变化呈现为U形关系，也就是当饮水盐度很低时，人群血压较高，随着盐度增加至轻盐水范围，人群血压有所降低，只有当盐度高到一定程度时，人群血压才会重新走高。这种变化可能归因于轻盐水中含有较丰富的钙和镁，它们的降血压效应抵消了钠的有害效应。

目前全球膳食中钙、镁等矿物质正在持续降低，让饮水保留钙、镁的最佳浓度可能会成为重要的公共卫生干预手段。对于那些饮用低矿物质水（如雨水、脱盐海水、反渗透水）的人群，在饮用水中添加钙和镁可能有助于降低他们的高血压负担。

镁维护心血管功能的内在机制

显然，从已有的信息可以看出，相对水钙而言，水镁对心血管系统的保护作用更加突出。其原因何在？简要而言，镁维护心血管功能的机制至少包括以下方面：

（1）镁是心电系统的稳定剂。细胞膜内外正常的钾、钙浓度梯度是维持正常心律所必需的，镁通过维持细胞内钾的水平，防止细胞外钙的进入，从而维持正常心律，预防心律不齐。

（2）镁具有血管松弛效应。镁是天然的钙拮抗剂，可以竞争性地占据血管平滑肌上的钙结合点，从而降低钙的收缩作用。镁也是血管平滑肌扩张剂一氧化氮生成时所不可缺少的成分。

（3）镁可以降低血液中胆固醇含量，具有血管清道夫的作用。

（4）镁可以降低心血管损伤因子（比如同型半胱氨酸、过氧化自由基、某些炎性因子）的水平，对血管内膜起到保护作用。

（5）镁还可以增加胰岛素受体的敏感性，减少糖尿病发生风险，从而间接保护心血管。

第14章

硬水对骨骼的保护

骨骼 —— 时刻处于动态变化中的组织

骨是人体内矿化的结缔组织，约含有70%的矿物质和30%的有机成分。其中矿物质部分的95%为羟基磷灰石，其化学式为$Ca_{10}(PO_4)_6(OH)_2$，它是一种以钙和磷为主组成的高度有序的结晶体，同时还含有钠、镁、氟、锶等离子。有机成分也称为类骨质，其98%是以糖蛋白为主组成的胶原纤维。

骨骼平时看起来非常稳定，但它本质上却是一种活跃的组织，不断在重建，时刻处于动态变化之中。参与骨重建的细胞主要有破骨细胞、成骨细胞及骨细胞。破骨细胞负责降解骨组织，进行骨吸收，同时释放骨钙入血用以维持血钙水平；成骨细胞负责合成胶原纤维，形成骨基质并完成骨形成过程，此时会不断将血钙募集到骨组织之中；骨细胞则负责嵌入骨的矿化区，参与骨细胞之间的通信（如图4-3所示）。

破骨细胞和成骨细胞的和谐工作是维持骨骼正常结构和功能的关键，否则将引发多种骨病。比如当破骨细胞过度活跃，而成骨细胞还没有相应数量的新骨形成时，骨质流失和骨

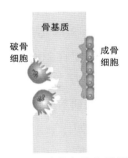

图4-3　成骨细胞和破骨细胞作用示意图

质疏松将随之发生。那么，破骨细胞和成骨细胞各自在什么状态下比较活跃呢？

当食钙丰富时，或细胞处于偏碱性环境（尤其pH在7.2左右）时，或儿童发育期时，成骨细胞较为活跃。

反之，当食钙不足时，或细胞处于偏酸性环境（尤其pH在6.8左右）时，或处于老年期（特别是女性绝经后）时，破骨细胞较为活跃。

水中钙真能让骨骼受益吗？

骨骼集中了人体99%的钙，被称作人体钙的"储存库"。骨钙受机体酸碱平衡的调节：机体内源性酸每增加1个当量单位，骨骼就需动员2个当量单位的碱性离子钙入血，以维持血液酸碱平衡。有研究表明，食物引起的代谢性酸负荷比呼吸性酸负荷具有更强的驱动骨钙动员的能力。

食物（包括饮水）的产酸能力可用潜在肾酸负荷（PRAL）进行评价（参阅第五篇第19章），**水的PRAL值越大，驱动骨钙入血的压力就越大，也就越容易发生骨质疏松**。这种趋势在肾脏排酸能力减弱的老年人尤其是绝经期妇女更为明显。反之，若水的PRAL值为负数，则可预防骨质疏松。瑞士、捷克等地天然矿泉水的PRAL值可达-80~-60，意味着长期饮用这样的水对骨骼具有保护作用。

欧盟在2009/54/EC指令中，将钙含量超过150 mg/L的矿泉水定义为"富钙矿泉水"。欧洲学者对富钙矿泉水进行过多项骨骼效应的研究[25]，其中多数对象为骨质疏松高危人群——绝经期妇女，比如：

研究1：将日常摄钙量较低（低于700 mg/天）的绝经期女性分为两组，分别饮用含钙596 mg/L和10 mg/L的矿泉水。6个月后，高钙水组女性的老年性骨质丢失得到了抑制。

研究2：75岁以上女性每天的饮水中每增加100 mg钙，其股骨颈的骨密度可增加0.5%。

研究3：与饮用低钙矿泉水的女性相比，饮用富钙矿泉水的女性手腕骨的骨密度明显增加。

研究4：定期摄入富钙矿泉水，绝经后女性的脊椎骨骨密度的维持更好。

研究5：在年轻男性中也能观察到富钙水的益骨效应。每天饮用0.5 L含钙344 mg/L的水，可使他们的破骨细胞标志物水平明显降低，意味着骨质流失明显减少。

总之，水中的钙是人体易利用的优质钙源，富钙饮水对于不能消费乳制品的乳糖不耐受人群以及需要能量控制的人群而言，意义更加明显。

一方水养一方牙 —— 饮用高钙水的人群龋齿发生少

印度尼西亚共和国（简称"印尼"）是一个群岛国家，沿海地区居住人口多。海水含盐量约为3.5%，同时也含有丰富的钙、镁等碱土金属。由于陆地和海洋的相互作用，沿海地区的地下水硬度较高，钙、镁含量丰富。而印尼大部分地区的饮用水就是这样的地下水，其次才是瓶装水和保护井的井水。

钙在骨骼和牙齿形成中发挥作用，也是牙釉质和牙本质的重要组成。与其他形态相比，钙在牙釉质中的晶体形态 —— 羟基磷灰石 [$Ca_{10}(PO_4)_6(OH)_2$] 在生理状态下是最稳定的。然而，当牙菌斑中的细菌代谢活跃时，羟基磷灰石中的钙是可以被溶解和置换的，这一脱矿过程将导致龋齿发生。

印尼全国龋齿患病率达到53.2%，但沿海地区为46.11%，低于全国水平。地下水中的钙是否发挥了保护作用呢？为此，学者们在印尼南部瓦图乌洛（Watu Ulo）地区对3 686名沿海社区居民进行了横断面调查[26]。调查包括饮水中钙的测定以及恒牙龋齿数量的记录。其中，龋齿数量指"龋失补总数"——"龋"为已龋坏尚未填充的牙，"失"为因龋坏而丧失的牙，"补"为因龋患而充填的牙。临床上根据"龋失补总数"可将龋齿发生率水平分为5个级别：非常低（0.0～1.1），低（1.2～2.6），中等（2.7～4.4），高（4.5～6.5），非常高（>6.6）。

结果发现，沿海地下水平均含钙126.75 mg/L，远高于含钙多低于15 mg/L的淡水。调查人群的"龋失补总数"平均值为2.2，为低发生率水平。统计学分析显示，地下水含钙水平与各地龋齿数量呈负相关关系，即地下水含钙高时，龋齿发生率明显降低（图4-4）。

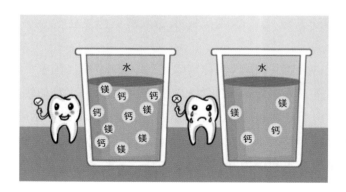

图4-4　饮用高钙水的人群龋齿发生少

龋齿是由四种因素相互作用造成的：饮食、时间、微生物和宿主。当唾液处于酸性环境时，牙釉质被酸溶解就会发生"脱矿（脱钙）"。该研究中沿海居民的龋齿发生率较低，非致龋食物导致的良好口腔卫生、饮用含钙丰富的地下水都发挥了作用。

需要提醒的是，虽然唾液中钙和磷酸盐含量高的个体对龋齿有较高的抵抗力，但此类人群更易堆积牙结石，也更易患上牙周疾病。因此，建议他们进行有效的牙齿清洁，以防止牙结石的快速形成。

血镁低的人群骨折风险明显增加

镁，作为人体必需的常量元素，在核酸合成、酶促反应和细胞复制等过程中发挥着重要作用，同时镁也是骨骼的重要组成部分，人体67%的镁存在于骨组织中。现已知有多种因素在骨健康中发挥重要作用，如衰老、遗传、性别、运动、激素、营养等。尽管有报道膳食镁对骨健康存在有益作用，但其与骨折关联性的相关研究非常少见。

芬兰学者采用流行病学研究中证据性较强的前瞻性队列方法[27]，在芬兰东部城镇对2 245位白人男性进行了25.6年的随访观察。以基线（研究初始时）血镁水平进行分组，比较随访结束时各组人群总骨折和各部位骨折的发生频率。结果发现，血镁最低的25%人群与最高的25%人群相比，总骨折发生风险高1.80倍，股骨骨折发生风险高2.13倍。如果以血镁正常值1.8~2.3 mg/dL为参考将人群划分为低、正常、高三组，低血镁人群的总骨折和股骨骨折相对风险分别比高血镁人群要高2.51倍和2.64倍。

骨折是全球致残率和发病率较高的疾病之一，特别是在老年人群中，预防骨折是一个重要的公共健康问题。骨折敏感人群可以遵医嘱补镁，普通人群也需要注意富镁食物和富镁饮水的摄取。镁广泛存在于食物中，富镁的食物有各种坚果、虾皮、海带、蔬菜等（参阅附录二），但食物中镁的吸收效率不如水镁。自然界的水都含有一定量的镁，某些矿泉水和深层海洋水中镁含量较高，它们是镁的良好来源。瑞典罗斯伯格（Rosborg）博士认为，水镁含量在10~50 mg/L时，降低疾病风险的效果最佳[28]。

血镁高的人膝关节炎发生风险明显降低

关节软骨是骨骼系统的重要组成部分，它不仅起到吸收力量、缓冲负荷和润滑的作用，同时还参与骨骼的新陈代谢。当机体出现代谢障碍时，关节软骨内可能会发生焦磷酸钙结晶沉着，临床上也叫软骨钙质沉着。尽管多数软骨钙质沉着没有临床症状，但它可能促进关节退行性病变，也可能由于结晶体迁移到关节腔而引起急性晶体性关节炎（痛风性关节炎）或类风湿关节炎。

镁在骨骼中的分布并不均匀，较多聚集在骨膜部分，这意味着镁对关节系统具有重要作用。中南大学湘雅医院骨科雷光华课题组开展了一项横断面研究[29]。研究显示，在纳入该院健康管理中心项目的12 631人中，与低血镁组（≤0.86 mmol/L）相比，中血镁组（0.87~0.91 mmol/L）和高血镁组（≥0.92 mmol/L）的软骨钙质沉着风险分别降低了41%和51%。同时，在纳入该院关节炎研究项目的1 316人中，与低血镁组（≤0.89 mmol/L）相比，中血镁组（0.90~0.95 mmol/L）和高血镁组（≥0.96 mmol/L）的软骨钙质沉着的发生风险分别降低33%和55%。这些都意味着血镁高时关节炎的发生风险将会减少。

水中钙镁铜协同减少髋骨骨折发生风险

含钙丰富的饮用水可以减少人体骨矿物质流失，增加骨密度，但是水中其他矿物质是否与钙有协同维持骨骼健康的作用呢？

挪威是髋骨骨折高发地区，城市发病率高于农村。挪威学者开展了一项大型前瞻性研究以探讨水质与骨折的关系[30]。研究者调查了挪威429个水厂（覆盖挪威64%人口供水）的30个理化指标，并收集了这些供水区域中的5 433名男性和13 493名女性的髋骨骨折资料。结果发现：

在男性中，高水钙组（水钙高于均值5.39 mg/L）比低水钙组（水钙低于均值5.39 mg/L）的髋骨骨折发生风险低15%，而在女性中没有发现水钙对髋骨骨折的保护效应。

男性和女性的高水镁组（水镁高于均值1.03 mg/L）的髋骨骨折发生风险都比低水镁组（水镁低于均值1.03 mg/L）低10%。

进一步分析镁、铜、锌、铁、锰五种元素对钙的协同效应，发现在男性中，水铜高时钙的骨折风险下降48%，水铜低时这个风险仅下降12%；在女性中未观察到该效应。

上述研究提示我们，水中矿物质具有协同健康效应，水铜的补充也十分重要。铜是人体中含量位居第二的必需微量元素，人体内很多重要的酶如酪氨酸酶、单胺氧化酶、超氧化酶、超氧化物歧化酶、血铜蓝蛋白等都以铜作为辅酶。缺铜可增加贫血、骨折、冠心病、不孕等疾病的发生风险。含铜较高的食物有鱼、虾、蟹、玉米、豆制品等。

水的硬度有益发育期骨骼健康 —— 五种饮用水之间的PK

发育期是骨骼生长的最重要时期，在此阶段如果能够摄入充足的矿物质，将有望建立较大的骨量峰值，从而减少中老年期发生骨质疏松的风险。我国儿童从食物中摄入的钙、镁等矿物质严重不足，饮水是重要的补充途径。但目前饮用水种类繁多，其矿物质水平相差明显，到底哪种饮用水对儿童的骨骼发育有利呢？

徐安伟等选择天然矿物质含量差别较大的五种饮用水（水质特征如表4-2所示），对刚断乳的发育期大鼠进行了连续3个月的分组饮水干预实验[31]。实验中，除了饮水不同，全部大鼠均采用统一的符合标准的饲料喂养。

表4-2　五种饮用水的水质特征

水种	TDS（mg/L）	总硬度（mg/L）	特征
碳酸氢盐型矿泉水	1 934.2	766.2	极硬水
硫酸盐型矿泉水	953.8	650.7	极硬水
自来水	333.9	185.7	中硬水
山泉水	177.3	60.8	软水
纯净水	3.6	0.4	极软水

实验结束时，实验人员对大鼠进行了骨骼的新陈代谢、微观结构、生物力学性能以及体重变化等多项指标的测定，最后综合各项指标的变化进行评分。结果发现，骨骼健康得分最高的是碳酸氢盐型矿泉水组，接下来依次是硫酸盐型矿泉水组、自来水组、山泉水组、纯净水组，表现为水质硬度越高，大鼠骨骼的综合健康水平越好。

第15章

喝硬水容易得肾结石吗?

肾结石是人类古老的疾病,距今6 800多年的埃及古墓中就发现有人类尿路结石。肾结石是晶体物质(如草酸钙、磷酸钙、尿酸、胱氨酸等)在泌尿系统的异常聚积所致,为泌尿系统的常见病和多发病。肾结石多发生于青壮年,且男性发病多于女性。肾结石发作时常伴有剧烈疼痛,着实困扰着众多患者。目前全球范围内肾结石的发生都在急剧增加,给患者和社会都带来极大压力。

很多人认为肾结石是喝硬水造成的,甚至很多临床医生也有同样的观点,他们会劝肾结石患者改喝纯净水,甚至劝患者少吃含钙多的食物,比如豆腐。

肾结石究竟与硬水有无关系呢?医生的建议有道理吗?本章讨论一下这个话题。

肾结石的主要种类

目前已知的肾结石成分多达32种,但最常见的成分为钙性结晶(如草酸钙、磷酸钙)、尿酸结晶、磷酸铵镁结晶等。肾结石很少由单纯一种晶体组成,大多含有两种或两种以上,但以一种为主体。临床上基本可以分为以下类型:

钙性结石: 主要是草酸钙结石,占80%左右;其次是磷酸钙结石，占5%左右；它们也常常混合出现。钙性结石是因尿液中高水平的钙与高水平的草酸（或磷酸）结合形成不溶性的草酸钙（或磷酸钙）结晶而导致的。值得注意的是，当尿液中有较高水平的柠檬酸盐（主要由水果、蔬菜代谢产生）时，钙会与柠檬酸盐反应形成可溶性的柠檬酸钙并被排出，此时不易发生结石。

尿酸性结石：占9%～17%。尿酸是嘌呤代谢的终产物，每天需通过尿排出600 mg左右。尿酸在尿中可以是溶解状态也可以是结晶状态，取决于尿液的酸碱度——pH高（偏碱时）时尿酸才易溶解；反之，pH低（偏酸时）尿酸易结晶形成结石。如果长期偏食代谢性产酸多的食物如肉类、精制面食、可乐等，将使尿液持续酸化，增加尿酸结石的发生风险。

其他类型结石：特殊类型的磷酸铵镁结石、胱氨酸结石等，在临床很少见，其形成原因各异，此处不予讨论。

肾结石具有明显的地区聚集性

从全球范围来看，肾结石的发生具有明显的地区聚集性特点，环境、气候、饮食等因素都对该病的发生产生影响。国际上有一条结石带，即北非—亚洲结石形成带，横跨非洲和亚洲多个气候温暖国家，包括苏丹、埃及、沙特阿拉伯、阿拉伯联合酋长国、伊朗、巴基斯坦、印度、缅甸、泰国、印度尼西亚、菲律宾等。各个国家内也有结石集中的区域，比如美国南方的结石带，从阿拉巴马州延伸到田纳西州；日本从京畿到北海道也有结石高发带；印度北部拉贾斯坦等9个相邻邦的结石高于其他地区。

在我国，肾结石的地理分布差异十分明显。中国地质大学王焰新院士团队的研究发现中国的结石高发地区并不在水质偏硬的北方，而是聚集在两个地区：**一是在南方沿海的广东、福建、浙江等地，这些地区尿酸性结石多发；二是在喀斯特地貌特征明显的重庆、**

湖南、广西等省份，这些地区钙性结石多发。在全国平均肾结石患病率6.5%的背景下，广东和重庆高达11.63%和11.29%，而甘肃和山西仅有1.86%和1.4%[32]。

注意这里的几个关键词——南方、沿海、喀斯特，也许它们集中了肾结石高发的环境秘密。

肾结石共同的首要病因——慢性脱水导致的尿过饱和

目前，医学上早已不争的共识是，不论何种类型的肾结石，其首要原因都是身体水分摄入不足或流失过多，人体因慢性脱水而致尿量过少，尿液长期处于过浓（也叫"过饱和"）状态。此时尿液中的代谢物质浓度过高，不仅各种结晶容易析出，粘滞的、过少的尿液也失去了对尿路的冲洗效应，细小结晶更容易停留在尿路，并逐渐增大，形成临床上以肾结石为主的泌尿系统结石。

国际上（包括中国）结石高发带，多在温暖地区；结石易发的季节，也是在夏季。其很大原因就是炎热情况下人体更易慢性脱水，致使尿量减少。肾结石的高发群体，也是那些身体长期缺乏水分的人群，如青年男性（对水的需求量大，但往往不会主动补水）、特殊职业（司机、教师、外科医生、边防战士等）、肥胖者（体内水分偏低）、糖尿病患者（失水较多）。

肾结石的饮食因素

除了慢性脱水引起的尿液过浓，肾结石的发生还有其他促进因素，其中饮食习惯具有重要影响。由于肾结石的最常见种类是钙性结石（包括草酸钙和磷酸钙）和尿酸结石，因此任何能够影响尿中钙、草酸、磷酸、尿酸水平的饮食因素，都会影响肾结石的发生。比如：

● **草酸过多**。人体内的草酸有两种来源，一从食物摄入，称为外源性草酸；二由体内甘氨酸、羟乙酸等物质经肝脏代谢生成，称为内源性草酸。其中外源性草酸占多数，最高可达61.2%。

● **磷酸过多**。可乐饮料含有大量的磷，容易让人体内磷酸过量。精制米面也含有丰富的磷，这是爱吃米面的中国人磷的重要来源。

● **食盐过多**。钠离子高时将竞争性地抑制肾小管对钙的重吸收，使钙滞留尿中，增加钙性结石的发生风险。

● **动物肉过多**。动物肉含硫，代谢后产生硫酸，长期产酸过多将驱使骨钙动员入血，以维持酸碱平衡。此时尿钙也将升高，钙性结石更易形成。另外，动物肉还能代谢产生嘌呤直至尿酸，尿酸结石也易发生。因此，爱吃肉的青年男性是肾结石的高发群体。这也是我国沿海地区人群（海产品摄入量大）尿酸结石高发的主要原因。

● **糖（特别是果糖）过多**。果糖可刺激嘌呤合成，增加尿酸结石的发生。现代含糖饮料大多含有过量的果糖或其他糖类。

● **低钙膳食**。很多人误以为吃钙太多会得结石，但事实上反而是高钙膳食可减少肾结石的发生。其原因之一是膳食钙可以在消化道堵截草酸，与之结合形成不可吸收的草酸钙从粪便排出，尿中草酸自然减少；其二是若长期低钙膳食，将加速骨钙动员入血，增加尿钙水平，加大结石风险。

● **低果蔬膳食**。果蔬缺乏可致人体的重要碱储备碳酸氢盐生成减少（参阅第五篇第18章），易导致代谢性酸中毒，此时尿pH下降，尿酸更容易以结晶继而结石形式出现。另外，代谢性酸中毒可增加尿钙浓度但减少尿柠檬酸浓度，此时尿钙不能形成可溶性的柠檬酸钙，转而变成难溶性的草酸钙和磷酸钙等结晶，从而产生钙性结石。

肾结石的水质因素 —— 钙镁失衡才是错

很多人坚信，硬度高的水就是肾结石的罪魁祸首。事实究竟怎样呢？

王焰新院士团队在研究中还发现了一个规律：中国的钙性肾结石，并非高发于北方硬水地区，而是聚集在南方喀斯特地貌特征明显的地区[32]，而且肾结石发生率随水质钙/镁比值升高而有着线性关系的增长（如图4-5所示），其决定系数R的平方值达到了0.87（一般此值大于0.5就可认为关联性紧密），说明钙/镁比值对肾结石的发生有非常重要的影响，**水钙越高，水镁越低，则越容易发生钙性肾结石。**

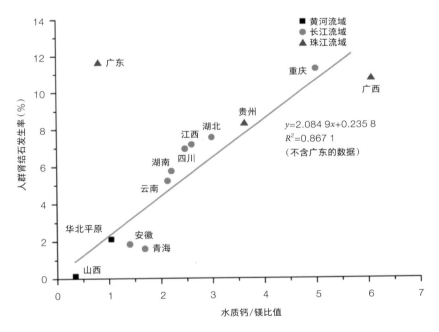

图片来源：YANG Y, et al. Science of the Total Environment, 2016, 571: 1164–1171

图4-5 中国各地饮水钙/镁比值与肾结石发生率的关系

喀斯特地区，也称"岩溶地区"，其地质结构中的石灰岩（主要含碳酸钙）、白云石（主要含碳酸钙镁）在长期的风化溶解过程中释放大量钙离子和部分镁离子入水，使岩溶水具有总硬度高、钙浓度高、钙/镁比值高的特点[33]。某些喀斯特地区（广西、江西、云南等）其岩溶水的钙/镁比值可超过10。

这里介绍一个真实的医学案例[34]：1967年，为支援三线建设，部分大连医学院的教师来到贵州建设遵义医学院。11年后，南迁的872名员工中有37人发生了肾结石，患病率达到4.24%，这个数值是他们南迁之前患病率0.23%的18.5倍。而该校未南迁的1 040名员工中，同时期仅有7人发生肾结石（患病率0.67%）。到了1983年，南迁的872名员工中有739人返回大连，10年后（1993年）他们的肾结石的患病率回落到1.21%。

实际上，大连本地水的总硬度要高于遵义，但水中钙/镁比值为2.10，这是一个符合黄金比例的钙/镁比值；而遵义水的钙/镁比值高达14.81（如表4-3所示），这是一个足以让钙"野马脱缰"的比例，其后果就是人体尿钙增加，尿路结石也由此而生。

表4-3　大连医学院两组人群同时期尿路结石发生率及当地水质比较

地区	水钙（mg/L）	水镁（mg/L）	水中钙/镁比值	水总硬度（$CaCO_3$, mg/L）	同一时期尿路结石患病率
大连	61.60	29.93	2.10	277.28	留校职工0.67%
遵义	84.70	5.72	14.81	234.50	迁往遵义11年的职工4.24%

这个案例提醒我们，**仅仅是较高的饮水硬度并非肾结石的诱发因素，只有钙/镁比值太大，水镁牵制不了钙时，钙性结石才容易发生。**镁可以减弱钙与草酸的相互吸引，还可以与柠檬酸盐协同抑制

草酸钙晶体的聚集。在钙/镁比值平衡的硬水地区，比如大部分北方地区，肾结石反而是不容易发生的。

与公众认知相反的发现 —— 喝硬水时结石发作更少

　　水质硬度高，很容易被直观地联想到肾结石的发生，甚至胆结石也被认为是喝硬水造成的。实际上，此"石"非彼"石"，适宜的水质硬度反而可预防结石。

　　2002年，美国得克萨斯州的临床大夫施瓦茨（Schwartz）等在《泌尿学》杂志发表了一项针对4 833名尿路结石患者的观察研究[35]，将患者的饮水硬度按照从软到硬进行十分位划分后，饮用最软水的患者其结石终身发作次数为3.4次，饮用最硬水的患者其结石终身发作次数只有3.0次，而且这个差距具有统计学意义。结石终身发作次数最高（4.0次）的患者位于水质偏软（第二个十分位硬度）区域。趋势总体呈现为饮水硬度越高，结石发作次数越少（如图4-6所示）。

　　由于观察对象皆为钙性结石患者，研究者比较了尿钙浓度和尿柠檬酸盐浓度的变化。他们发现，随着饮水硬度的增加，患者的尿

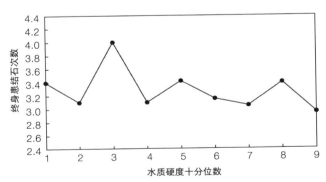

图4-6　尿路结石患者的结石终身发作次数与水质硬度的关系

钙浓度的确也有所增加，但尿中柠檬酸水平增加更为显著，其增加幅度超过了尿钙的增加幅度。

对于这个与公众认知相反的规律，研究者进行了如下解释：柠檬酸盐是健康人体尿液中含量最多的有机阴离子。柠檬酸盐与钙离子螯合形成的是可溶性的柠檬酸钙，可竞争性地抑制尿液中不溶性的草酸钙的形成。在这项研究中，**当水质硬度升高时，柠檬酸盐的升高趋势明显高于钙离子，这意味着此时人体尿液中有较充足的柠檬酸盐以形成可溶性柠檬酸钙，从而抑制尿路结石的形成**。

天然矿泉水降低肾结石发生风险

德国波恩大学实验泌尿科的辛纳（Siener）等开展了一项研究[36]，他们采用同一人群自身前后对照的流行病学干预方法，对12名青年男性进行了一共4个阶段的不同的食物和饮水搭配的干预。

结果发现，饮用富含钙、镁和碳酸氢盐的天然矿泉水可以使尿量持续增加，尿液pH明显碱化（pH可达到6.7，接近尿液的生理上限6.8），尿液中钙、镁、柠檬酸盐显著增加，尿液中磷酸盐和铵显著减少。

尿量过少是目前公认的肾结石危险因素。在这项研究中，天然矿泉水可以使尿量持续增加，提示其对预防尿路结石具有积极的作用。临床上常用碱性药物柠檬酸钾治疗肾结石，是因为柠檬酸盐可与钙形成高度可溶的络合物从而抑制草酸钙结晶形成。这项研究中的矿泉水可以快速地碱化尿液，也增加了尿中柠檬酸盐含量，提示其对肾结石的预防具有类似碱性药物柠檬酸钾的潜在价值。

生活中预防肾结石的建议

以下建议对于常见的钙性结石和尿酸结石，都是可行的预防手段。但患有特殊类型结石（如磷酸铵镁、胱氨酸等类型）时需遵医嘱。

（1）多喝水，让尿液保持稀释状态，防止结晶形成。

平时应主动喝水，而且要喝到尿液充沛的程度——成年人每天尿量不少于1.5 L，至少排尿4次，才能保持尿液清淡和尿路通畅。当然，如果有忌水的疾患，如心肝肾功能不全、严重呼吸道感染、青光眼、水肿，则不宜多喝。

（2）喝钙镁平衡的水！

● 对于肾结石患者或易患人员（家有肾结石患者时），注意了解一下当地自来水的水质情况，如果钙/镁比值严重失衡，可购买钙/镁比值较小（小于3为佳）的商品水作为日常饮用。

● 不喝纯净水，也不喝用纯净水配制的人工饮料，如可乐、七喜、奶茶等。这些饮料有可能被添加了大量的糖、磷和其他化学添加剂，可使尿液酸化，增加结石风险。

（3）注意膳食平衡。

● 不要过量摄入草酸。草酸每日摄入不宜超过60 mg，富含草酸的食物请参阅附录三。

● 多吃富钙食物。食物中的钙，一方面，可减少机体的骨钙动员，避免血钙超量后继发尿钙过高；另一方面，也可在消化道拦截草酸，避免其被吸收入血后到达泌尿系统。

● 少吃动物肉。动物蛋白中有含硫氨基酸，会被代谢成硫酸，可导致尿液酸化，促进尿酸形成结石。

● 少吃盐。钠离子过多时，肾小管无力对钙重吸收，钙将滞留在尿中。

● 多吃蔬菜和水果。蔬菜和水果可为身体提供丰富的柠檬酸盐前体，使尿钙能以可溶性柠檬酸钙形式顺利排至体外。

（4）其他建议。

● 易发结石的个体，可以口服镁制剂用于结石发作的预防。

● 控制体重。肥胖者容易发生慢性脱水，结石的发生风险也较高。

● 减少静坐。生活中尽量动静平衡，多做跳跃运动，可减少结石形成。

第16章

硬水是肿瘤的刹车液

　　硬水中的钙、镁及其他矿物离子，不仅是人类宝贵的营养资源，还是人类免于疾病侵袭的重要保护因子。

镁，是基因维稳因子

　　在地球上的90多种元素中，镁具有十分突出的维持细胞遗传物质DNA和RNA稳定的作用。你一定听说过在医学、刑侦等领域广泛应用的基因扩增技术，它的核心方法就是通过聚合酶链式反应（polymerase chain reaction，简称PCR），将微量的目标DNA放大到便于检测的浓度。在PCR扩增体系（如图4-6所示）中，镁是必须要添加的无机离子，有了镁，聚合酶才有最佳活性，核苷酸骨架才能有效聚合。如果没有镁离子的参与，扩增产物将为零。

　　镁的基因（遗传）维稳作用在中国台湾学者的研究中有充分的

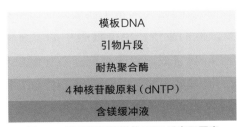

| 模板DNA |
| 引物片段 |
| 耐热聚合酶 |
| 4种核苷酸原料（dNTP） |
| 含镁缓冲液 |

图4-6　用于基因扩增的PCR反应五要素

体现：在软水地区，食管癌的超额死亡率比硬水地区要高41%。水镁低的地区，女性肺癌发生风险比较高。此外他们还发现，虽然水中硝酸盐可以增加食管癌的发生风险，但当水镁高时，这种增加效应就缓和很多。同样，水中消毒副产物三氯甲烷可使直肠癌和胰腺癌的发生风险升高，但如果水镁较高，这些升高效应也会减弱。

镁，也是免疫增强因子

自然杀伤细胞（natural killer cell，NK细胞）是机体内重要的免疫淋巴细胞，它可非特异性地（不需要依赖抗体和补体）诱导天然免疫应答，从而直接杀伤靶细胞，比如病毒感染细胞或肿瘤细胞。NK细胞在转移瘤细胞和微小肿瘤细胞的清除中具有重要作用。美国疾病预防控制中心的研究显示，人体几乎所有疾病都与NK细胞的活性不足有关。

2011年，日本学者将志愿者分为两组，每组10人，分别饮用某天然矿泉水和某市自来水，每天1 000 mL，持续4周。结果发现，与自来水组相比较，天然矿泉水组的NK细胞活性有显著提升。天然矿泉水增强NK细胞活性的能力可能归因于其含有钙、镁及其他矿物质成分，因为从天然矿泉水得到的冻干物和有机提取物在丢失了这些成分后也失去了对NK细胞的增活能力[37]。

近年来又有令人鼓舞的消息。2022年1月，巴塞尔大学研究人员在《细胞》杂志发表的论文揭示了镁是如何影响免疫系统并与肿瘤产生联系的[38]。他们发现，免疫细胞中的T细胞只有在富镁环境下才能有效地消除异常或感染的细胞。对肿瘤患者施行免疫疗法时，血镁水平低的时候效果较差。同时还观察到，镁可以有效抑制基质金属蛋白酶（这类酶可水解血管基底膜和组织间质，为肿瘤细胞的无序游走提供便利）的活性，从而阻止肿瘤细胞的转移。

喝出营养：
解惑饮水、矿物质与健康

脱盐水使海湾地区消化道肿瘤由罕见到高发

历史上，中东地区的肿瘤发生率是比较低的。据欧洲学者1931年的记载，当时埃及的癌症发生率大约是欧洲和美洲的十分之一，欧美常见的消化道肿瘤在埃及更是罕见。该学者注意到，埃及长老们食物中的镁异常丰富，每天可达2 500 mg，而当时欧美国家居民每天的食物中只有500 mg的镁。

然而，让人没想到的是，近些年来中东成了全球范围内肿瘤（特别是消化道肿瘤）发病率增长最快的地区之一。造成这一现象的原因，可能与当地居民大规模饮用脱盐水导致体内缺镁有关。2016年，美国、卡塔尔、阿联酋三国学者在《环境研究》杂志发表长篇综述[39]，总结了海湾地区长期饮用脱盐水后人群的健康变化。该综述有以下主要结论：

目前海湾地区人群电解质紊乱发生率较高，而临床上肿瘤和电解质紊乱共发是一种常见的现象。2008—2012年，卡塔尔癌症治疗和研究中心57.1%的前列腺癌患者、50%的胰腺癌患者、49%的肝癌患者都有中度到重度的低钠血症，其他还有低镁血症、低钾血症、低钙血症等。这些情况可引起体液渗透压改变，细胞会出现渗透压应激。镁和钾的缺失可加速肿瘤细胞的发展，渗透压应激可诱导DNA损伤，这些都是肿瘤发生的先决条件。

该地区人群消化系统（如咽部、食管、结直肠等）癌症发病率增加迅速，而消化系统直接参与脱盐水摄取、运输和排泄。1998—2009年，海湾地区结直肠癌发病率已经居于世界前列。

该地区成年人肿瘤发生以消化系统和泌尿系统居多，而在发达国家最常见的是前列腺癌、肺癌、宫颈癌。

特别值得注意的是，该地区有将近一半的肿瘤病例发生在50岁以下的年轻人，这一特点可能与年轻人长期喝脱盐水有关。

不过，目前这还只是现象的观察，尚无直接的因果关联证据。导致海湾地区肿瘤患病率的增加还有很多其他因素，如年长人群增加、环境污染加重、烟草使用增加、缺乏锻炼、不健康饮食等。不管怎样，饮用脱盐水的公共卫生学影响值得进行严密的观察。

地下水钙镁浓度与人群肿瘤死亡率的"U"形关系

斯洛伐克的肿瘤性疾病约占每年所有死亡原因的25%。该国学者开展了一项研究[40]，分析了整个斯洛伐克人口（约550万人）的肿瘤性疾病死亡率与地下水34种化学指标之间的关系，发现了以下规律：

地下水的钙镁之和、钙、镁、溶解性总固体的水平，与肿瘤性疾病死亡率呈"U"形关系，也就是说上面这些指标只有在中间的适宜浓度时肿瘤性疾病死亡率才最低。其中，在地下水钙镁之和为1.7~5.8 mmol/L、钙>60 mg/L、镁为25~35 mg/L的地区，肿瘤性疾病死亡率明显低于全国平均水平。

第17章

藏在硬水中的天然胰岛素

糖尿病的发病机制

糖是机体主要的能量来源，但长期血糖过高可导致各种组织，特别是眼、肾、心脏、血管、神经的慢性损害和功能障碍。正常情况下人体的空腹血糖浓度维持在3.89~6.11 mmol/L。

人体内唯一的降血糖激素是胰岛素，它由胰岛 β 细胞分泌，通过启动靶细胞（主要是肝、肌肉、脂肪细胞）来摄取葡萄糖，用以进行糖原、脂肪和蛋白质的合成，并使血糖降低。人体内升高血糖的激素不止一种，有胰高血糖素、肾上腺素、糖皮质激素和生长激素。当上述激素不平衡时，血糖会异常升高或降低。空腹血糖浓度高于7.3 mmol/L时称为高血糖症，如果高于肾脏的承受阈值9.0 mmol/L时，会出现尿糖。因此，糖尿病是一组以高血糖为主要特征并伴有脂肪和蛋白质代谢紊乱的慢性代谢性疾病。

糖尿病分为三种类型：

1型糖尿病——胰岛 β 细胞被破坏引起胰岛素绝对缺乏所致，约占糖尿病的10%，常发生于儿童和青少年。其发病机制相当于丢失了钥匙（胰岛素），空留门锁（胰岛素受体）在细胞上，无法启动后续的利用糖的功能。

2型糖尿病——胰岛素的靶细胞（肝、肌肉、脂肪细胞）上的受体（锁）对胰岛素（钥匙）的敏感性降低所致，这种情况也称为胰岛素抵抗。约占糖尿病的90%，发病年龄多在35岁以后。起病缓慢、隐匿，部分病人是在体检时发现的。

妊娠糖尿病——妊娠妇女原来未被发现糖尿病，在妊娠期（通常在妊娠中期或后期）才发现的糖尿病，称为妊娠糖尿病。这是因为胎盘会分泌多种对抗胰岛素的激素，如胎盘泌乳素等，并且靶细胞膜上胰岛素受体数量减少。

诱发糖尿病的因素有很多种，遗传易感性、自身免疫异常、环境因素、不健康的生活方式（缺乏锻炼、精神压力大、生活不规律等）、膳食不平衡等都可参与其中。其中膳食不平衡是现代人糖尿病高发的重要原因，长期的能量过高、蔬菜水果偏少、有益矿物质摄取不足将引起肥胖、内脏脂肪增高、肠道菌群失调，进而诱发胰岛素抵抗。

糖尿病患者的矿物元素紊乱

糖尿病患者体内大多存在矿物元素紊乱，一是因为一旦罹患糖尿病，患者往往控制饮食或饮食趋于精细，食物中矿物质的来源减少；二是糖尿病人多伴有肾功能损伤，各种元素在肾脏的重吸收减少；三是糖尿病人有多尿倾向，矿物质随尿丢失增多。因此从食物（包括饮水）中摄取充足的矿物质对于预防糖尿病发生、减缓糖尿病进展具有重要意义。

在人体必需元素中，镁、铬、锌、钒、氟对预防糖尿病具有积极作用。临床检查中常常见到糖尿病患者体内镁、铬、锌水平偏低。钒在人体内浓度很低，属于超微量级别（血清均值在 0.35 μg/L 水平），临床还很少作为糖尿病检测指标，但从居住在富钒地区的人群糖尿病发生较低、用含钒化合物可以预防动物糖尿病发生这些信息来看，钒对糖尿病的预防效果也是可信的。

另外，糖尿病患者体内铁、铜水平又常常偏高。铁和铜都是氧化性元素，在细胞中过量时会增加活性氧自由基的生成，继而引起氧化应激和炎性反应，破坏胰岛素β细胞或其受体功能，增加糖尿病的发生风险。

水中天然胰岛素之一 ——镁

镁对于糖尿病的预防证据已经不胜枚举，下面3个大样本量的荟萃分析结果就具有相当的说服力：

2011年董（Dong）等分析了536 318人，其中24 516人为糖尿病患者，发现膳食镁每增加100 mg，糖尿病发生风险下降14%。

2014年迪巴巴（Dibaba）等分析了6项横断面研究，共24 473例观察对象，发现膳食镁每增加100 mg，糖尿病发生风险下降17%。

2016年房（Fang）等分析了25项前瞻性研究，共637 922例观察对象，发现膳食镁每增加100 mg，糖尿病发生风险下降8%~13%。

镁的作用环节在胰岛素受体，因而对预防2型糖尿病具有显著效果。胰岛素受体由两个α亚基和两个β亚基组成，其中α亚基负责与胰岛素结合，β亚基负责活化下游功能。而镁是β亚基不可缺少的辅助因子，因而缺镁时胰岛素受体无法向下游传递信号。反之，镁可增强胰岛素受体的敏感性，下游利用葡萄糖的功能可顺利进行，这样2型糖尿病也就难以发生。

中国营养学会推荐成年人每日镁的摄取量为330 mg。但我国人群镁的实际摄取量平均只有283.4 mg，仅为推荐量的85.9%，全民处于镁的缺乏状态。欧美国家也有50%~70%的人没有达到推荐量要求。

镁广泛分布于绿色植物（因每一个叶绿素分子含有一个镁离子）、海产品（如海苔、海参、海带）以及坚果等食物中。但人体对食物中镁的利用率较低，植物性食物一般低于30%，动物性食物稍高一些，可达30%~40%。

镁是水质硬度的主要组成成分。与固体食物相比，水镁的利用率较高，最高时可达70%。虽然水镁的密度不及固体食物，但人体每天对水的摄入量很大。自然界也有含镁丰富的水源，我国约25%的城市自来水含镁超过15 mg/L，某些天然矿泉水含镁超过50 mg/L，还有一些开发于深海的水也有很高的镁含量，它们都可以作为人体镁的良好补充来源。

水中天然胰岛素之二 —— 钒

钒是最早被誉为"天然胰岛素"的微量元素。20世纪80年代就有学者发现钒在体内有类似胰岛素的效应，之后大量的临床研究显示钒对1型和2型糖尿病均有改善作用。日本学者发现摄入较多饱和脂肪酸的健康妇女，在饮用含钒60 μg/L的矿泉水后，虽然血糖没有明显变化，但胰岛素受体的敏感性得到有效提高。日本微量元素研究所发现，饮用含钒130~140 μg/L的相模川水系（来自富钒的玄武岩地质结构）的人群，其糖尿病死亡率明显低于饮用含钒仅有0.66~26.5 μg/L的富士川水系（来自花岗岩地质结构）的人群。富钒的相模川水系的深层伏流水脉已经被日本总务省认定为优秀水源地。

钒降低血糖的途径与镁相似，不是刺激胰岛素分泌，而是通过提升胰岛素受体的敏感性来发挥作用。其原因是钒酸与磷酸性质接近，而磷酸是胰岛素受体介导的后续信号级联反应过程中所必需的分子。

钒对糖尿病并发症也有改善效果，如改善心肌功能和肾脏功能，降低胰岛素抵抗所致的高血压，促进白内障的恢复。

钒为人体必需微量元素，但中国营养学会尚未提出钒的每日参考摄入量。普通膳食每天提供的钒为15 μg左右。鉴于钒对糖尿病的改善效果，至少糖尿病患者应该注意富钒食物的摄取，谷类、肉类、鱼、小黄瓜、贝壳类、蘑菇、欧芹等都是含钒丰富的食物。

水中钒的浓度范围大多为0.2~100.0 μg/L。除了日本的富钒水，我国青岛莱西也发现有含钒21~65 μg/L且富含其他多种有益微量元素的水源。

水中天然氟多的地区，糖尿病发生较少

饮用水加氟用以预防儿童龋齿，已被认为是20世纪伟大的公共卫生成就之一。但对于在公共供水系统中添加氟化物的安全性一直是存在争议的。美国克利夫兰健康与卫生研究所调查了饮用水加氟（加到推荐最佳水平，即0.7~1.2 mg/L）对糖尿病的新发率和现患率的影响[41]。

研究共分析了2005年和2010年美国22个州中1 850个县的数据。结果显示，在校正了各种干扰因素后，人工加氟的县其水氟均值每增加1 mg，糖尿病新发率将增加0.023/1 000，现患率将增加0.17%。然而，令人惊讶的是，相应浓度的天然水氟则使新发率下降0.23/1 000，现患率下降0.15%，显示为预防作用。

研究也比较了3种水氟添加剂（氟化钠、氟硅酸、氟硅酸钠）的影响。发现使用氟化钠的各县，新发率和现患率没有差异；使用氟硅酸的各县，水氟均值每增加1 mg，新发率与现患率分别降低0.45/1 000和0.33%；使用氟硅酸钠的各县，新发率没有差别，但

现患率降低0.17/1 000，显示不同的氟添加剂对糖尿病发生的影响各异。

　　这项研究提示：同一种矿物质，是人工添加还是水中天然存在对健康可能具有不同的影响。因此，供水行业在水中添加矿物质应该慎重，即使是那些传统的健康有益元素。消费者在选择人工添加矿物质的饮品时，也应该采取谨慎态度。

本篇要点

- 总硬度包括暂时硬度和永久硬度。暂时硬度可因加热而形成碳酸盐沉淀（水垢），永久硬度即使加热也是溶解状态，无法去除。
- 水质硬度过低对管材有一定腐蚀性，硬度过高易产生水垢且口感不佳。
- 硬度不低于170 mg/L的饮水对心血管疾病具有预防效果。水镁高时可降低18%~30%的心血管疾病发生风险，水钙对心血管保护效应的证据不及水镁丰富。
- 硬度高的水对骨骼健康有益，水钙有助于预防龋齿及老年妇女的骨质疏松。血镁高的人群骨折和膝关节炎发生风险较低。
- 硬度也有好坏之分，硬度组成不良（钙/镁比值过高）时人群心血管疾病和肾结石的发生风险可能增加。
- 镁具有强大的基因维稳作用，也具有免疫增强效应，水镁被称为肿瘤刹车液。长期饮用脱盐海水可能与消化系统肿瘤发生的增加有关联。
- 水中天然存在的镁、钒、氟对糖尿病的发生可能具有预防作用。

第五篇

饮食中的矿物质
与人体酸碱平衡

第18章

人体内酸碱物质的来源及平衡

　　人体内的重要生命活动都是在酶的参与下进行的，而酶发挥最大活性，需要在pH为7.4的弱碱性条件下才行（如图5-1所示）。因而健康人体的动脉血需要稳定维持在pH为7.35~7.45的较为狭窄的弱碱性区间。换言之，偏离这样的区间意味着生命活动的减弱，甚至死亡。所以，酸碱平衡对于人体至关重要。

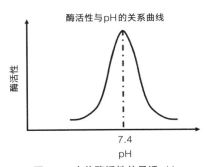

图5-1　人体酶活性的最适pH

人体内酸性物质和碱性物质的来源

　　在化学中，把能够提供氢离子（H^+）的物质称为酸性物质，把能够接受H^+的物质称为碱性物质。比如，在血液中的主要酸碱缓冲对碳酸和碳酸氢盐中，碳酸是缓冲酸（释放H^+），碳酸氢根是缓冲碱（接纳H^+），它们形成这样的可逆反应：

$$H_2CO_3（碳酸）\rightleftharpoons HCO_3^-（碳酸氢根离子）+H^+（氢离子）.$$

人体内的酸性物质主要来源于两个方面：

（1）人体新陈代谢的终极产物CO_2。CO_2溶于水后形成弱酸性的碳酸，这是血液中酸性物质的主要来源。由于碳酸通过肺时再次以CO_2的形式排出，因此也叫挥发酸。

（2）人体内还有些物质不能彻底代谢为CO_2，如糖酵解形成的乳酸，含硫氨基酸和含硫食物分解形成的硫酸，含磷核酸和含磷食物代谢形成的磷酸，嘌呤代谢形成的尿酸等，它们不能通过呼吸排出，所以也叫固定酸。**固定酸只能通过肾脏排出，它们过多时会增加肾脏排酸负荷，因此把食物的产酸能力用潜在肾酸负荷（potential renal acid load，PRAL）来衡量。**

人体内的碱性物质主要来源于四个方面：

（1）有机酸盐（苹果酸盐、柠檬酸盐等）可代谢产生碳酸氢盐。由于蔬菜和水果可以提供丰富的这些有机酸盐，因而属于碱性食物。

（2）蛋白质代谢过程中氨基酸脱氨。氨是碱性分子。

（3）食物（包括饮用水）中的钙离子、镁离子、钾离子、钠离子等呈碱性的离子。

（4）骨骼中富含的钙离子、镁离子等呈碱性的离子。当人体长期酸碱平衡失调时，它们也可被动员出来入血，参与酸碱平衡的调节。

天生易于产酸的人类如何维持血液的弱碱性？

人类的总体代谢特征是吸收氧、产生二氧化碳，因而人类实际上是天生易于产酸的动物。为了将血液维持在pH为7.35~7.45的弱碱性区间，人体有多个调节酸碱平衡的机制，其中最主要的调节发生在血液、肺、肾脏和骨骼这四个环节。

喝出营养：
解惑饮水、矿物质与健康

在血液中，碳酸盐-碳酸氢盐系统是最为重要的缓冲系统。当碳酸过多或碳酸氢盐过多时，就有可能发生酸中毒或碱中毒。

肺对酸碱平衡的调节是通过换气量来实现的，当换气不足时，血液二氧化碳不能有效排出，就可能发生呼吸性酸中毒；反之，如换气过度，血液二氧化碳排除过多，可造成碳酸氢盐相对过多，这时会发生呼吸性碱中毒。

肾脏在酸碱平衡的长期调节中发挥着关键性作用。一方面，代谢性固定酸需要肾脏排出；另一方面，肾小管可以不断重吸收碳酸氢根离子入血（重吸收率达到70%），用以恢复血液的弱碱性。故而，肾功能下降的老年人容易发生酸中毒。

如前所述，骨骼中钙离子、镁离子等呈碱性的离子在慢性酸负荷过量时，也会被动员出来，参与酸碱平衡的维持。

由上可见，**人体内碳酸氢根离子是最重要的碱储备物质，对维持血液酸碱平衡至关重要。**血液中碳酸氢根离子降低到不足21 mmol/L，并造成血液pH低于7.35时，称为代谢性酸中毒。长期的膳食不平衡多伴有代谢性酸负荷过量（也叫轻度代谢性酸中毒），严重时可能会达到病理性代谢性酸中毒的状态。

现代人类的净酸生成食谱

约翰·真纳瑞兹（John Gennariz）等在其专著《酸碱失衡及治疗》中，对人类食谱的变迁以及由此带来的健康问题进行了详细的分析[42]。

在前农业时代，人类社会相当长时间内都是狩猎采集型的净碱生成食谱，这样的食谱包含大量根、茎、叶、果、蔬类植物，它们富含钾、钙和有机柠檬酸盐，在人体内可代谢产生碳酸氢根离子，能有效缓冲狩猎得到的动物类食物的代谢产酸。

在向农业时代变迁过程中，土壤质量逐渐退化，食物中矿物质水平也随之不断下降，正如前面提及的美国学者沃金杰（Workinger）等的发现，自1914年到2018年的百年时间内，人类日常蔬菜（卷心菜、莴苣、马铃薯、菠菜）的钙、镁、铁等矿物质含量居然减少了80%~90%[9]。现代生活中的加工肉类、精制谷物、快餐食品、高糖饮料等都具有较强的产酸能力，净酸生成食谱已经成为主流，人群中慢性代谢性酸负荷过量者已经频繁出现。

人体长期酸负荷过量可增加多种慢性疾病（骨质疏松、尿道结石、肌肉劳损、肾功能受损、胰岛素抵抗等）的发生风险。从预防医学的角度来看，**人体最佳的酸碱状态应该是轻度的偏碱**——即图5-1所示的最有利于酶活性的弱碱性状态。要长期保持这种状态，膳食和饮水的选择非常重要。

现代膳食产酸较多的原因

深受现代快节奏社会欢迎的速食产品大多重油、重盐、重甜、多肉、少菜、少水果，对其趋之若鹜的年轻人很容易出现代谢性产酸较多的问题，其背后的机制有多个方面[43]。

其一，动物蛋白的含硫氨基酸（如蛋氨酸、同型半胱氨酸和半胱氨酸）在氧化时产生硫离子，继而生成硫酸盐，这是日常食物产酸的主要来源。肉类和蛋类的含硫氨基酸比谷类和豆类高2~5倍。

其二，精细谷物（如白米、精面）、饮料（如可乐）中都含有大量磷，生成的磷酸盐会增加机体酸负荷。中国人爱吃米面，100 g大米含钙只有7 mg，而含磷就有110 mg，故中国属于高磷食物国家。有益健康的食物中的钙/磷比值以2为佳，无论如何总磷的比例也不要超过总钙。因此，爱吃米面的中国人更加要注意食物种类多样化，避免食物种类单调（比如主食过多）导致磷的过量摄入。

其三，果蔬和植物蛋白的缺乏将导致氢离子的堆积，增加酸负荷。这是因为：①蔬菜和水果富含柠檬酸盐和苹果酸盐，可被代谢为能够消耗氢离子的碳酸氢盐，从而发挥碱化作用。果蔬摄取少，自然会使氢离子水平升高。②植物蛋白富含谷氨酸盐，谷氨酸盐代谢过程中需要消耗氢离子，也具有碱化作用。现代膳食中植物蛋白减少，也是人体更易产酸的原因之一。有研究对中老年女性分别给予每日9份以上和5份以下的蔬菜和水果进行干预，8周以后发现多食果蔬的那组妇女其尿液有明显的碱化，pH增长了0.68。

其四，现代膳食重口味所需的氯化钠（食盐），可产生大量氯离子，继而生成氯酸盐，也将加重机体酸负荷。相关研究显示，氯化钠甚至可占据膳食性酸负荷的50%以上。

膳食性代谢性酸中毒对健康的损害

膳食来源的慢性代谢性酸中毒对人体有多种危害，主要可导致肾结石、肌肉萎缩、骨质疏松、高血压等病变，甚至增加肿瘤的发生风险和死亡风险。下面逐一分析产生这些危害的原因所在。

代谢性酸中毒会降低尿pH，此时尿酸更容易以结晶形式存在，这就是尿酸结石。另外代谢性酸中毒将驱使骨钙动员入血从而增加尿钙浓度，增加钙性结石的发生风险。

代谢性酸中毒将激活肌肉蛋白质的分解产氨作用（因氨为碱性，可中和代谢产酸），长期下来会造成负氮平衡，继而肌肉流失，并进一步增加骨折和糖尿病的发生风险。肌肉流失对老年人危害更甚。

代谢性酸中毒还会加剧骨质疏松。骨钙是人体钙的"储存库"，人体代谢产酸每增加1个当量单位，骨骼就需动员2个当量单位的钙入血，以维持血液的弱碱性需求。代谢性酸负荷具有长期的骨钙动员能力，其结局就是骨质疏松。

代谢性酸中毒还与高血压相关。除了过量骨钙入血对血管壁的硬化效应，低钾膳食还会导致钠潴留，从而升高血压。预防高血压的得舒（DASH）饮食疗法中就要求：增加水果和蔬菜，减少动物性蛋白质，增加豆类和坚果类植物性蛋白质的摄入。

代谢性酸中毒还与肿瘤发生相关。有研究显示，食物酸负荷增加时人群的总死亡率和乳腺癌死亡率也随之升高。与食物酸负荷低且无吸烟史的女性相比，食物酸负荷高且吸烟强度最高的女性的总死亡风险将增加约3倍。

第19章

食物和饮水的酸碱真相

说到食物的酸碱性质，有几个常常被混淆和误读的概念，本章将予以澄清。食物（包括饮水）的化学酸碱性不等同于生理酸碱性，前者可以理解为食物在**化学试管内**呈现的酸碱性质，后者则可以理解为食物在人体这个**生理试管内**代谢之后呈现的酸碱性质。

食物的化学酸碱性 —— 食物灰分性质

在食品化学中，食物的酸碱性是以"灰分"的性质来表示的 —— 将食物充分燃烧后的灰分溶于水，这个水溶液是酸性的，就是酸性食物，水溶液是碱性的，就是碱性食物。酸性用"–"表示，碱性用"+"表示，数值越大，表示酸（碱）度越大。一般来说，含有硫、磷、氯较多的食物是酸性的，而含钾、钠、钙、镁较多的食物是碱性的。动物性食物多半是酸性的，而植物性食物除五谷、杂粮、豆类外，大多是碱性的[44]。表5-1列举了一些常见食物的酸碱性质及其程度。

表5-1　酸性食物和碱性食物列表

碱性食物	灰分碱度	酸性食物	灰分酸度
姜	+21.1	米糠	–85.2
香菇	+17.5	蛋黄	–18.8

碱性食物	灰分碱度	酸性食物	灰分酸度
海带	+14.4	燕麦	−17.8
菠菜	+12.0	虾	−18.0
橘汁	+10.0	胚芽米	−15.5
西瓜	+9.4	白米	−11.7
茶水（5 g/L）	+8.9	糙米	−10.6
香蕉	+8.4	荞麦粉	−7.7
梨	+8.4	鸡肉	−7.6
胡萝卜	+8.3	面粉	−6.5
苹果	+8.2	鲤鱼	−6.4
芋头	+7.7	鲫鱼	−6.4
莴苣	+6.3	鱿鱼	−6.0
柿子	+6.2	猪肉	−5.6
马铃薯	+5.4	牛肉	−5.0
菜豆	+5.2	啤酒	−4.8
蛋白	+4.8	蚕豆	−4.4
黄瓜	+4.6	花生	−3.0
地瓜	+4.3	豌豆	−2.5
莲藕	+3.8	紫菜	−0.6
大豆	+2.2	面包	−0.6
豆腐	+0.2	奶油	−0.4

食物的生理酸碱性——潜在肾酸负荷

在生理学上，食物的酸碱性是按照每100 g食物在人体代谢后，最终产生多少需要肾脏排出的酸性产物而判定的，因此也叫潜在肾酸负荷（potential renal acid load，PRAL），简称"肾酸负荷"。如果产生的酸性产物居多，PRAL为正数；如果产生的碱性产物居多，PRAL为负数；如果产生的酸碱产物相等，则为中性，PRAL为0。

食物PRAL的计算公式由德国学者雷默（Remer）提出，考虑了食物中的蛋白质、主要产酸离子（氯、磷）、主要产碱离子（钠、钾、钙、镁），以及它们在食物中时人体对其的吸收率，计算公式[45]为：

$$食物 PRAL（mEq/100g）= 0.489 \times 蛋白质（g）+ 0.027 \times$$
$$氯离子（mg）+ 0.037 \times 磷离子（mg）- 0.041\,3 \times$$
$$钠离子（mg）- 0.021 \times 钾离子（mg）- 0.013 \times$$
$$钙离子（mg）- 0.026 \times 镁离子（mg）.$$

PRAL的正数越大，表示生理产酸越强；负数越大，表示生理产碱越强。表5-2总结了常见食物的PRAL。

表5-2 常见食物的肾酸负荷（PRAL）

分类	种类	PRAL（mEq/100g）	分类	种类	PRAL（mEq/100g）
蔬菜	菠菜	−14.0	水果	葡萄干	−21.0
	芹菜	−5.2		黑加仑	−6.5
	胡萝卜	−4.9		李子	−4.8
	西葫芦	−4.6		猕猴桃	−4.1
	花菜	−4.0		梨	−2.9
	土豆	−4.0		橙	−2.7
	茄子	−3.4		菠萝	−2.7
	番茄	−3.1		柠檬汁	−2.5
	莴苣	−2.5		桃	−2.4
	菊苣	−2.0		草莓	−2.2
	洋葱	−1.5		苹果	−2.2
	鲜蘑菇	−1.4		西瓜	−1.9
	青辣椒	−1.4		葡萄汁	−1.0
	西蓝花	−1.2		樱桃	+3.6
	黄瓜	−0.8		香蕉	+5.5
	芦笋	−0.4			

分类	种类	PRAL（mEq/100g）	分类	种类	PRAL（mEq/100g）
坚果和豆类	黄豆	−3.1	乳类及其制品	脱脂牛奶	+0.5
	榛子	−2.8		全脂牛奶	+0.7
	豌豆	+1.2		鸡蛋白	+1.1
	小扁豆	+3.5		全乳酸奶	+1.5
	核桃	+6.8		全鸡蛋	+8.2
	花生	+8.3		软奶酪	+15.0
肉类及其制品	热狗（德式香肠）	+6.7		硬奶酪	+20.0
	鳕鱼	+6.8		鸡蛋黄	+23.4
	鲱鱼	+7.0	巧克力和糖类	80%黑巧克力	−7.0
	瘦牛肉	+7.8		果酱	−1.5
	瘦猪肉	+7.9		蜂蜜	−0.3
	鸡肉	+8.7		白糖	−0.1
	火鸡肉	+9.9		牛奶巧克力	+2.4
	午餐肉	+10.2	脂肪和油	人造黄油	−0.5
	鲑鱼	+10.8		橄榄油和葵花籽油	0.0
	意大利香肠	+11.6		黄油	+0.6
	腌牛肉	+13.2	饮料	红葡萄酒	−2.4
谷物及其制品	全麦面包粉	+1.8		咖啡	−1.4
	薄脆饼干	+3.3		干白葡萄酒	−1.2
	白面包粉	+3.7		可可奶	−0.4
	黑麦面包粉	+4.1		茶水	−0.3
	白大米	+4.6		生啤酒	−0.2
	玉米片	+6.0		黑啤酒	−0.1
	鸡蛋面条	+6.4		可口可乐	+0.4
	意大利面	+7.3		淡色啤酒	+0.9
	全谷物白面粉	+8.2		含糖软饮料	+10.0
	燕麦片	+10.7			

需要强调的是，上面提到的食物的化学酸碱性和生理酸碱性，都不是指口感上的酸碱。比如苹果吃起来是酸甜的，但它的灰分是碱性的。又比如柠檬吃起来是酸的，但它的PRAL为-2.6，是妥妥的产碱食物。

饮用水的化学酸碱性 —— pH、总酸度、总碱度

饮用水的化学酸碱性也有几种衡量指标，一是pH，二是总碱度，三是总酸度。

水的pH：水的pH是最方便测量的指标，但它仅**表示呈离子状态的氢离子数量**。这些已经离子化的氢离子数量又叫离子酸度。

水的总酸度：**总酸度表示水质中和强碱的能力**。水中组成酸度的物质有强酸（如氯酸、硫酸）、弱酸（如碳酸、碳酸氢根）以及强酸弱碱盐（如三氯化铁、硫酸铝）。总酸度表示可以与强碱进行反应的全部氢离子数量，包括已经离子化的氢离子（pH反映的那部分）以及将会离子化的氢离子。总酸度以$CaCO_3$表示，单位是mg/L。

水的总碱度：**总碱度表示水质中和强酸的能力**。水中组成碱度的物质主要是碳酸氢根和碳酸根离子，其他如硼酸、磷酸、硅酸、氢氧根离子等也有贡献，但它们一般情况下在水中含量甚微。水质中性时，**水质的总碱度主要来源于碳酸氢根浓度**。总碱度也以$CaCO_3$表示，单位是mg/L。

饮用水的生理酸碱性 —— 潜在肾酸负荷

基于前面德国学者雷默提出的食物PRAL计算公式，瑞士科学家韦恩（Wynn）用硫酸盐代替蛋白质（因为水没有蛋白质，而是直接提供硫酸盐），同样考虑了主要产酸离子（氯、磷）、主要产碱离子（钠、钾、钙、镁），以及它们在饮用水中时人体对其的吸收率，建立了饮用水PRAL计算公式[45]，具体为：

饮用水PRAL（mEq/L）=0.0146×硫酸根（mg）+0.027×

氯离子（mg）+0.037 × 磷离子（mg）-0.041 3 ×
钠离子（mg）-0.021 × 钾离子（mg）-0.013 ×
钙离子（mg）-0.026 × 镁离子（mg）.

与食物一样，饮用水的PRAL的正数越大，表示生理产酸越强；负数越大，表示生理产碱越强。市场上不同类型的饮用水，因其矿物质含量不一，PRAL也有明显的差别。从表5-3可见，山泉水、自来水为弱的负数；人工矿物质水[1]、纯净水为弱的正数；矿泉水则因主导离子的类型不同，可呈现为较大的正数（当硫酸、氯为主导成分时）或较大的负数（当碳酸氢根、钠、钾、钙、镁水平较高时）。

表5-3　不同类型饮用水的主导矿物离子及其PRAL

水种	主导离子	PRAL（mEq/L）
某矿泉水	碳酸氢根 - 氯 - 钠 - 钙	−60.06
某天然小苏打水	碳酸氢根 - 钠 - 氯	−22.10
某矿泉水	碳酸氢根 - 钙	−11.20
某矿泉水	碳酸氢根 - 碳酸根 - 钠 - 钙	−9.84
某冰川水	碳酸氢根 - 钙 - 钠	−4.90
某山泉水	碳酸氢根 - 钙 - 镁	−0.60
某自来水	碳酸氢根 - 钙 - 镁	−0.40
某纯净水	极少	0.00
某纯净水	极少	+0.10
某人工矿物质水	极少	+0.10
某矿泉水	硫酸根 - 碳酸氢根 - 钙	+4.32
某矿泉水	硫酸根 - 钙 - 碳酸氢根	+10.70
某矿泉水	硫酸根 - 碳酸氢根 - 镁 - 钠	+118.15
欧洲150种矿泉水（平均）*	—	−2.40
北美40种矿泉水（平均）*	—	−0.90

注：* 数据来源于Wynn E, et al. The British Journal of Nutrition, 2009, 101(8): 1195-1199.

1　某些人工矿物质水是在纯净水的基础上添加微量化学盐，其本质仍然是纯净水。

潜在肾酸负荷的优点和缺点

日本的桥本教授在1985年曾经提出过水的口感指数和健康指数[46]，其中的口感指数，也叫美味指数或O指数。当O指数不低于2时，认为水的口感较好。其计算公式是：

$$O指数 = （钙 + 钾 + 二氧化硅）/（镁 + 硫酸根）.$$

桥本教授提出的健康指数，是基于当时对水中矿物质与人群脑溢血发生率的关系而提出的，也叫K指数。当K指数不低于5.2时，认为是有益健康的水。其计算公式是：

$$K指数 = 钙 - 0.87 × 钠.$$

上述两类指数受制于当时的认知，采纳的水质参数较少，有一定的局限性。

相比较而言，潜在肾酸负荷考虑了水中主要矿物离子的种类和水平，以及人体对这些离子的吸收效率，在评价饮用水的健康效应时相对全面一些。但潜在肾酸负荷也有明显的缺陷——它的计算公式来源于食物的计算公式，而食物并不直接提供水中特有的对总酸度和总碱度产生影响的物质，比如碳酸氢根离子、碳酸根离子、硼酸、硅酸、氢氧根离子等。因此，在实际应用时，除了潜在肾酸负荷值，还需要结合前面提到的总酸度、总碱度，特别是碳酸氢根、氢氧根等离子水平，才能客观评价饮用水的酸碱效应。

第20章

水中碳酸氢盐与酸碱平衡

在自然界水体中，碳酸氢根往往是溶解性矿物离子中含量最大的组分，一般都在每升数百毫克的水平。然而，长期以来对它的重要性多局限于防腐和结垢的考虑，其人体健康价值并未得到重视。

在人体内，碳酸氢根离子是最重要的碱储备物质，对维持血液酸碱平衡至关重要。那么，通过饮水摄入的碳酸氢盐会不会对人体健康产生影响呢？

认识一下水中碳酸氢盐家族

碳酸氢盐（bicarbonate），又称"重（读chóng）碳酸盐"，日文中叫"重曹"。水中的碳酸氢盐以碳酸氢根（HCO_3^-）为阴离子根，而阳离子根则常常为钙、镁、钠离子。因此水中碳酸氢盐是包含了几种盐类的一类物质。碳酸氢盐是淡水水体中含量最为丰富的无机盐类。

碳酸氢钙和碳酸氢镁是一般水体中最常见的溶解性碳酸氢盐，也是水质硬度的最主要贡献成分，它们被加热后将变成不溶性的碳酸钙和碳酸镁沉淀下来，这就是人们常说的水垢。

当水中钠离子丰富时，就有碳酸氢钠形成，也就是人们常说的小苏打，此时水质往往偏碱。富含碳酸氢钠的饮用水对人体健康具有多重益处。不过，因淡水中钠离子通常较低，全球富含碳酸氢钠的淡水资源并不多，仅在少数几个国家有发现，这也是天然小苏打水珍贵之所在。

碳酸氢盐是防止管材腐蚀的水质稳定剂

美国环境保护署在饮用水水质条令中专门提出：强烈支持腐蚀控制措施，以防止铅暴露对人群健康的危害。美国自来水厂协会指出，水质pH低于5时，铁材和钢材都可快速且均匀地发生腐蚀。因此，水中碱度的主要成分——碳酸氢盐对防止水质pH过高或过低，防止管材的腐蚀，从而保护饮用者免受管材中溶出的有毒元素的危害，具有至关重要的作用。

加拿大的《饮用水水质指南（2020）》也提出，水质pH应为7.0~10.5，强调控制pH在防止腐蚀、减少管道材质成分渗出的重要性。我国的生活饮用水卫生标准虽然没有提出碳酸氢盐的要求，但规定pH不能小于6.5，且不能大于8.5。

在进行水质分析时，一般都以碳酸氢根离子的浓度来表示碳酸氢盐的浓度。一般自然界水中碳酸氢盐含量多在100~400 mg/L。从维持水质碱度的角度出发，世界卫生组织、欧盟等都提出过水中碳酸氢盐不应过低，大多数国家和组织提出的是不低于30 mg/L。我们的研究发现，国内的水源水和自来水中碳酸氢盐最低浓度为3.7 mg/L，最高浓度为1 970 mg/L，中位数浓度为141 mg/L。经过多重工艺处理的纯净水或人工矿物质水则完全不含碳酸氢盐。

碳酸氢钙矿泉水可减少青年女性的骨质流失

瑞典学者罗斯伯格（Rosborg）提出，从维持人体矿物质平衡角度来看，饮用水碳酸氢盐含量应为100~300 mg/L[28]。水中碳酸氢盐丰富时，可提升饮用者血清碳酸氢盐水平，有助于预防代谢性疾病、心脑血管疾病和骨质疏松的发生。我们来看看瑞典的一项研究。

虽然骨质疏松是绝经后女性的常见疾病，但是现代生活方式（比如大量摄入产酸食物、长期使用防晒霜、办公室久坐不动等）也会使青年女性的骨骼质量下降，给她们埋下在更年期后发生骨质疏松症的隐患。

破骨细胞过度活跃导致的骨质流失是骨质疏松发生的主要原因。为观察饮用水中的碳酸氢盐对骨代谢的影响，瑞士洛桑大学骨病研究中心将30名青年女性营养学工作者随机分为两组，每人每天饮用1.5 L矿泉水，同时保证食物中均有足量的钙摄入。实验用到的两种水分别是硫酸钙型矿泉水（含硫酸根1 160 mg/L，钙520 mg/L，碳酸氢根219 mg/L，PRAL为+9.2 mEq/L），以及碳酸氢钙型矿泉水（含碳酸氢根2 172 mg/L，钙547 mg/L，硫酸根9 mg/L，PRAL为–11.2 mEq/L）。

连续干预四周后发现，饮用硫酸钙型矿泉水的女性在第2周和第4周时骨代谢指标无显著变化。但饮用碳酸氢钙型矿泉水的女性在第2周和第4周持续出现以下变化：尿pH升高，尿碳酸氢盐排泄量增加，而血清甲状旁腺素（反映破骨细胞活性的敏感指标）水平明显降低，血清CTX（I型胶原C端肽，这也是反映破骨细胞活性的敏感指标）也有明显降低[47]。

研究用到的两种水都有很高的硬度且水平相当的含钙量，但因水中阴离子根不同，导致饮用者的骨骼效应有了差别，其中碳酸氢钙型矿泉水表现出了明显的碱化尿液、抑制破骨细胞活性、减少骨质流失的效应。实验提示我们，即使是营养均衡、代谢活跃的青年女性，因其饮水种类的不同，可能也会有不同的骨骼健康后果。

第21章

水中特殊的碳酸氢盐 —— 天然小苏打

苏打三兄弟

当水中阳离子以钠为主导、阴离子以碳酸氢根为主导时，就有了人们常说的小苏打 —— 碳酸氢钠。苏打、小苏打这些名称在生活中常常被混用，我们有必要了解一下什么是真正的苏打和小苏打。

苏打，来自英文soda，原意就是钠盐。钠盐溶于水呈碱性或弱碱性，因而苏打水会偏碱性，口感略咸。化学界有"苏打三兄弟"，分别是：

硫代硫酸钠（$Na_2S_2O_3$），即大苏打；

碳酸钠（Na_2CO_3），即苏打；

碳酸氢钠（$NaHCO_3$），即小苏打。小苏打常常用于食品生产领域。很多情况下为了遵从大众习惯，小苏打直接被称为苏打。

什么水称得上天然小苏打水？

天然小苏打水，绝非向水里添加化学盐"碳酸氢钠"得到的人工苏打水。我国《饮用天然苏打水》（T/CNHAW 0002—2017）团体标准中规定，天然苏打水是指源于地下、天然含有丰富的碳酸氢钠、不允许有其他化学物质添加、在水源地直接包装后就可以饮用的水。并且明确要求：当水中碳酸氢根离子不低于247 mg/L，钠离子不低于93 mg/L，pH不低于7.8，其他指标达到相应卫生要求的水，可命名为饮用天然苏打水[1]。

可见，天然小苏打水需要在独特的地质环境下才能形成，这样的水资源在地球上并不丰富。目前，全球仅有中国、法国、德国、俄罗斯等少数几个国家有相应的水源发现。中国只有黑龙江、四川、山东等少数地区发现有合格水源，足见其珍贵。也因此，天然小苏打水的商品价格相对较高。

当天然小苏打水的其他矿物离子指标（如偏硅酸、锶、锂、溶解性总固体等）达到国家矿泉水的标准时，也可以称作"天然小苏打矿泉水"。

天然小苏打水的健康益处

饮用天然小苏打水的健康益处有多个方面，包括：

（1）增加血液碳酸氢盐水平，提升血液pH，减轻代谢性酸负荷。这也是苏打水有益于人体健康的基础。

（2）在正常血压区间内降低收缩压，缓解高血压症状。

（3）降低低密度脂蛋白胆固醇，提升高密度脂蛋白胆固醇，改善血脂谱分布。

（4）降低餐后血糖，缓解糖尿病症状。

（5）降低破骨细胞活性，减少骨质流失，有助于预防骨质疏松。

（6）中和胃酸，增加胰液分泌，促进肠道蠕动，改善便秘，有助于消化系统功能。

1　作者解释："饮用天然苏打水"实为"饮用天然小苏打水"。

（7）降低尿酸水平，有助于减少痛风和尿酸性结石的发生。

需要说明的是，天然小苏打水的健康效益是温和而缓慢的，需要长期饮用才能体现出来，对于已经患有严重疾病的人，以水完全代替药物是不科学的。

为什么说天然的更健康？

天然小苏打水的天然属性决定了它除碳酸氢钠以外，还含有其他有益健康的矿物成分，比如钙、镁、偏硅酸、氟、碘、锂、锶、硼酸等，这些成分对人体健康具有协同促进效应，犹如美妙的协奏曲。

市场上常常见到冠以"苏打"名称的饮料，很多都是人工配制的小苏打水饮料，其组合大多是纯净水加上碳酸氢钠及其他人工添加剂。这些饮料可能具有独特的口感，但其健康效应难以与真正的天然小苏打水相媲美。尤其是那些穿着"苏打"马甲的碳酸水或碳酸饮料（如可乐、汽水），不仅对健康无益，反而存在健康隐患——很多碳酸水或碳酸饮料含有高糖及人工添加剂，它们不仅会增加儿童肥胖和龋齿的发生风险，还会增加成年人多种慢性炎症疾病的发生风险，如2型糖尿病、心血管疾病、骨质疏松、类风湿关节炎等。2018年美国韦尔什（Welsh）等研究者分析了17 930名年龄在45岁以上的黑人和白人的数据，发现那些每天消耗24盎司（相当于681 mL）以上人工苏打或含糖饮料的人，死于心脏病的概率是每天消耗不到1盎司（不到30 mL）的人的两倍。

因此，买饮料时一定要注意辨别商标上的信息。具体如何辨别，请参阅第八篇第30章内容。

水中的小苏打不会被胃酸破坏

水中的小苏打会被胃酸破坏？这也是一个常见误区，很多人不相信水中碳酸氢盐在人体能够发挥作用，其理由是碳酸氢盐会被强大的胃酸中和，不可能顺利进入血液。这个看似有理的推测其实是错误的。

实际上，**碳酸氢根离子本身就是胃液和肠液的正常分泌组分。**在胃部，胃黏膜细胞分泌的碳酸氢盐与胃黏液一起组成"黏液-碳酸氢盐屏障"，用以抵抗胃酸对胃壁的侵袭；在肠道，胰腺分泌碳酸氢盐进入肠道用来中和上游的胃酸，以免胃酸对肠道的侵蚀。这些内源性碳酸氢根离子随食物到达小肠后会被肠道完全重吸收，吸收效率达到100%。同理，源于饮水的碳酸氢根离子也会被高效吸收，临床口服碳酸氢钠制剂在消化道有着非常好的吸收率就是很好的证据。

小苏打水含有钠，但不会升高血压

高钠饮食，是公认的高血压危险因素。小苏打含有钠离子，自然会被人们所担忧。早在1988年，德国和美国的学者就用实验回答了这个问题[48]。他们同时选用正常大鼠和具有自发性高血压倾向的大鼠，分别用钠离子浓度相同的食盐水和天然小苏打水连续喂食大鼠8周，结果发现食盐水可使两种大鼠的血压明显升高，而天然小苏打水对两种大鼠的血压升高都不明显。究其原因可能在于食盐水中的氯离子可促进肾脏对钠的重吸收，而小苏打水中的碳酸氢根离子则无此效应。

2019年葡萄牙波尔图大学的马丁斯（Martins）等分析了9项天然小苏打矿泉水对人群血压的干预研究[49]，发现有3项研究显示血压没有统计学意义变化（但也没有升高），有6项研究都显示收缩压在正常血压范围内明显降低，有的还观察到醛固酮和肾素这些血管紧张素的降低。因此，饮用真正的天然小苏打水不会使血压升高，无需担忧。

天然小苏打水可降低女性醛固酮水平，有助预防高血压

醛固酮为人体内盐皮质激素的主要代表，其生理作用为保钠排钾，保氯保水，以便维持细胞外液容量的稳定，并维持血压。但长期较高的醛固酮水平也会引起高血压、血管内皮功能障碍、心肌肥大甚至心力衰竭等病理改变。

西班牙瓦克罗（Vaquero）团队开展了一项随机对照交叉实验[50]，他们将21名志愿者随机分为四组，每天午餐和晚餐分别做以下安排：

第一组：自由餐，同时饮0.5 L对照水（含碳酸氢根104 mg/L，钠离子8.7 mg/L）。

第二组：自由餐，同时饮0.5 L天然小苏打水（含碳酸氢根2 120 mg/L，钠离子1 102 mg/L）。

第三组：标准餐，同时饮0.5 L对照水。

第四组：标准餐，同时饮0.5 L与第二组相同的天然小苏打水。

结果发现，自由餐背景下饮水后的30分钟、60分钟和120分钟三个时间点，天然小苏打水组的醛固酮水平都显著降低；标准餐背景下饮水后的120分钟时间点，天然小苏打水组的醛固酮水平也有显著降低。将女性与男性数据分开分析后发现，仅女性数据显示醛固酮水平显著降低。以前有研究显示碳酸氢钠和氯化钠同为钠盐，但氯化钠能够升高血压，而碳酸氢钠则不会明显升高血压。这项研究进一步发现，对醛固酮水平的抑制可能是碳酸氢钠有别于氯化钠的作用机制之一。

天然小苏打水对专业运动员代谢和体能的帮助

　　水被誉为"出色的运动增强剂"。健身的人常说：三分靠练，七分靠吃，剩下九十分靠喝水。竞技运动员对饮水的要求更为苛刻。由于常常采取控制饮水的方式来控制体重，加上大量出汗，脱水是他们时常出现的问题。脱水会导致中心体温增加，从而影响运动成绩。脱水也会影响酸碱平衡的调节，尤其是剧烈运动会使乳酸代谢增加，酸碱平衡显得更加重要。大家都知道运动之后需要多多饮水，但到底饮用什么类型的水比较合理呢？

　　波兰学者利用本国的一种天然碱性小苏打井水进行了篮球运动员和格斗运动员的饮水干预研究。该水是碳酸氢根-碳酸根-钠型离子特征，含量最高的组分依次是碳酸氢根357.8 mg/L、钠离子254.55 mg/L、碳酸根163.5 mg/L，pH为9.13。对照水是上述离子都极少、pH为5.00的普通餐桌水。两批研究都显示小苏打水能够改善运动员的酸碱平衡状态，提高其无氧运动能力及水合状态，并能使他们更快地获得运动后的恢复[51-52]。

　　我们看看其中针对格斗运动员的数据：实验对象共16名，随机分组，双盲控制，8人饮用小苏打水，8人饮用普通餐桌水，连续3周。在干预前后均进行一次剧烈无氧运动，并测定运动前（安静时）和运动后的各指标。小苏打水组有如下显著变化：

　　● 血液pH，安静时从7.36（喝小苏打水前）升高到7.44（喝小苏打水后）；尿液pH，运动后从5.75升高到6.62，提示身体酸碱平衡有改善。

　　● 血液碳酸氢盐，安静时从23.87单位升高到26.76单位，运动后从12.90单位升高到13.88单位，提示机体碱储备增加。

　　● 血乳酸，安静时从1.99单位降低到1.30单位，提示乳酸代谢加快；运动后从19.09单位升高到21.20单位，提示糖酵解能力提升。

● 尿比重值，运动后从1.02降低到1.00，提示身体水合程度增加。

● 无氧运动功率，下肢和上肢分别提升了106%和113%，提示无氧做功能力增强。

在以往的应用中，使用碳酸氢钠制剂也可有效增加运动员的速度耐受和力量耐受能力，但碳酸氢钠制剂具有引起胃肠道不适、代谢性碱中毒等副作用。天然小苏打水饮用方便，尚未发现明显副作用，有望成为碳酸氢钠制剂的良好替代品。考虑到运动员的能量需求和高出汗量，建议运动员每天摄入3~4 L天然小苏打水，以提高训练和比赛期间的水盐代谢和无氧运动能力。

代谢性酸中毒时，碳酸氢钠矿泉水对年轻骨骼的保护

随着人们生活水平的提高，中国人群特别是青少年和儿童的饮食逐渐偏向西方化，高能量、高盐、高蛋白、低果蔬等饮食习惯增加了代谢性酸负荷水平，严重时会导致慢性代谢性酸中毒。此时，机体会通过动员骨骼中的钙和其他碱释放到血液，从而缓冲血液中的氢离子，以维持身体的酸碱平衡。频繁的骨骼动员将扰乱钙调节系统，导致过度的骨吸收，继而破坏骨微结构，减少骨矿物质，削弱骨生物力学性能，影响骨骼健康。

天然矿泉水可以稳定、持续地为人体供应矿物质（如钙、镁和碳酸氢盐），温和地缓解身体酸负荷，最终促进骨骼健康。高钙和高碳酸氢盐的矿泉水可作为临床药物（碱性盐）的替代品，用以预防老年骨质疏松，但天然矿泉水是否对青年人在代谢性酸过量时的骨骼

具有保护作用呢？谭瑶博士等为此开展了研究[53]。

　　研究将处于发育期的大鼠随机分为三组，分别喂食纯净水（作为对照）、碳酸氢钠型矿泉水（碳酸氢根-钠离子型，同时含锂、锶、偏硅酸）和硫酸钙型矿泉水（硫酸根-钙离子型，同时含锶），连续16周。在最后3周，对所有大鼠进行同样的代谢性酸中毒处理，然后观察其骨骼的变化。结果发现，两种矿泉水均使大鼠尿排酸减少，骨质生长更佳（表现为骨密度、骨生长板宽度和骨小梁面积增加）。其中碳酸氢盐矿泉水还降低了破骨细胞的活性（提示骨吸收减少）、增强了骨生物力学性能。从影像学上的骨骼密度看，三组大鼠中纯净水组最为疏松，而碳酸氢钠矿泉水组最为致密。

　　这项研究显示，矿泉水，特别是碳酸氢钠型矿泉水带来的骨骼益处是显而易见的。青少年时期的骨骼质量对终身骨骼健康至关重要，多食有益骨骼健康的食物，比如天然小苏打水、矿泉水、白开水、蔬菜水果、乳类等等，少食代谢产酸较多的食物，比如纯净水、快餐、外卖等等，将使他们终身受益。

本篇要点

- 健康人体动脉血的pH需要维持在7.35~7.45的弱碱性区间。

- 人体通过血液碳酸和碳酸氢盐缓冲体系、经肺呼出CO_2、经肾排出固定酸等机制维持血液的弱碱性。

- 血液中的主要酸碱缓冲体系是碳酸（缓冲酸）和碳酸氢盐（缓冲碱），其中碳酸氢根离子是人体最主要的碱储备。

- 人类膳食中产酸多于产碱，故轻度代谢性酸中毒较为常见，其健康危害包括肾结石、肌肉流失、骨质疏松、糖尿病、高血压，甚至肿瘤等。

- 水中钙、镁、钾、钠离子丰富时，其肾酸负荷为负，有助于饮用者预防代谢性酸中毒。

- 水中碳酸氢盐是水质碱度的主要组成，它是维持水质pH稳定，防止管材腐蚀的最重要因子。

- 水中碳酸氢盐丰富时，也可提升饮用者血液碳酸氢盐水平，缓解其代谢性酸中毒。

- 水中钠离子多时会形成碳酸氢钠（天然小苏打），对健康具有多方面的益处。

第六篇

可以喝的蔬菜——
饮用矿泉水
及其矿物质

第22章

瓶装水并不都是矿泉水

有人说，现在的水盲比文盲多。很多人不知道超市里的瓶装水水质是不一样的，有人把瓶装水都叫作矿泉水，也有人以为矿物质水就是矿泉水……

饮用天然矿泉水不是人工矿物质水

矿泉水是珍贵的矿产资源，也是越来越受到大众青睐的健康资源。欧洲等地有着悠久的矿泉水消费习惯，比如德国的矿泉水消费量每年人均达144 L，相当于每天400 mL。而我国的人均矿泉水消费量位居全球末端，按产量估算，人均年消费矿泉水仅有1.5 L，为德国的1%。但这也提示我国的矿泉水市场发展空间是巨大的。

矿泉水，不同于人为添加化学盐的"人工矿物质水"。我国《食品安全国家标准饮用天然矿泉水》（GB 8537—2018）（简称"矿泉水国标"）中对"饮用天然矿泉水"的定义是：从地下深处自然涌出的或经钻井采集的，含有一定量的矿物质、微量元素或其他成分，在一定区域未受污染并采取预防措施避免污染的水；在通常情况下，其化学成分、流量、水温等动态指标在天然周期波动范围内相对稳定。可见，天然是它的基本属性，同时还需要含有足量的矿物质，没有污染成分，水质稳定。由于富含天然矿物离子，有人将天然矿泉水形象地比喻为流动的、可以喝的蔬菜。

重要的饮用矿泉水成分有哪些？

矿泉水国标规定，作为饮用天然矿泉水，下面七项界限指标中，应有一项或一项以上达到一定的浓度要求，它们分别是：

- 锂≥0.20 mg/L；
- 锶≥0.20 mg/L，当含量在0.20~0.40 mg/L时，水源水的水温应在25 ℃ 以上；
- 锌≥0.20 mg/L；
- 偏硅酸 ≥25.0 mg/L，当含量在25.0~30.0 mg/L时，水源水的水温应在25 ℃ 以上；
- 硒≥0.01 mg/L；
- 游离二氧化碳≥250 mg/L；
- 溶解性总固体≥1 000 mg/L。

我国的矿泉水资源十分丰富，产地多，分布广，种类齐全，**尤以偏硅酸矿泉水、含锶矿泉水及同时含这两种成分的复合型矿泉水为多**。我国已经鉴定的含偏硅酸矿泉水水源地有2 000余处，约占矿泉水总数的60%以上；已经鉴定的含锶矿泉水水源地有1 000余处，约占矿泉水总数的30%。其他如含锂、含锌、含硒的矿泉水水源地也在不断开发过程中。

第23章

偏硅酸矿泉水 [1]

水中的硅为什么叫偏硅酸？

硅，英文silicon，化学符号Si，原子序数14，相对原子质量28.09，为元素周期表上第三周期ⅣA族的2价或4价类金属元素。硅是世界卫生组织界定的人体必需微量元素。在构成地壳总质量的元素中，硅的比例达到26.4%，仅次于占比第一位的氧（49.4%）。硅与其他元素结合的能力仅弱于碳，它极少单独存在于自然界，而是以复杂的硅酸盐（如铝硅酸盐）或二氧化硅（SiO_2）的形式，广泛存在于岩石、砂砾和水体中。

在水中，二氧化硅自身的溶解性极低，但在一定条件下它可与水分子结合，形成水溶性的偏硅酸（$SiO_2 \cdot H_2O$）、正硅酸（$SiO_2 \cdot 2H_2O$）等。偏硅酸是水中硅酸的最基本的形式，因而人们把含有硅酸的水叫作偏硅酸水。

一般水体中偏硅酸不超过10 mg/L，瓶装水中可能较高。在我们收集的188种标注有偏硅酸的瓶装水中，偏硅酸含量多在25~90 mg/L，国外某品牌瓶装水标注偏硅酸浓度为80~160 mg/L，国内某火山冷泉水标注偏硅酸浓度为45.5~150 mg/L。

---

1 本章内容参见：舒为群，等.饮水和食物中可溶性硅酸与人体健康的关系[J].中华预防医学杂志，2020，54(6):702-707.

食物中也有硅，但只有生物活性硅酸才能被吸收

除了水里的偏硅酸，人类的很多日常食物也含有硅。其中，禾本植物及其种子（各种谷类，特别是燕麦、黑麦）含硅最为丰富，其次是蔬菜、水果、茶叶以及它们的衍生食物啤酒、红酒、咖啡、茶水等。然而，食物中的硅大多以植酸硅、硅酸铝或二氧化硅等形式存在，水溶性低，人体吸收率并不高。**它们只有在经过发酵、高温、胃酸分解后，变成可溶性硅酸时，才是可被人体吸收的"生物活性硅酸"。**

因此，以下这些途径才是人体获得可溶性硅酸的真正食物来源：一是啤酒，大麦和酵母花等原料经发酵后可生成丰富的水溶性硅酸，啤酒中偏硅酸可达25~110 mg/L，可见啤酒是硅酸的良好营养来源，当然，无酒精的啤酒会更加安全。二是谷物、蔬菜和水果等富含硅的植物性食物，当它们经高温烹饪、发酵以及胃酸的分解消化后，也可生成丰富的水溶性硅酸。因此，燕麦、全麦面包、香蕉等食物都是人体硅的重要来源。

硅酸是结构简单的中性分子，它很容易被小肠的黏膜细胞吸收入血。硅酸的吸收率在啤酒中可达到64%，在青豆中为44%，在水中为43%。

老年人胃酸分泌减少，对固体食物中硅的吸收比较困难，因而老年人可多饮富含偏硅酸的水，或适量饮用无酒精啤酒，以获得充分的硅营养。

硅是人体内的生物交联剂

硅主要分布在人体的结缔组织和表皮组织。它集中在骨骼系统中的新生骨、软骨和关节，脉管系统中的主动脉和气管，表皮组织

（皮肤、毛发和指甲），肌腱。

结缔组织的特点是含有大量的细胞间质，而细胞间质由富水的基质（其主要成分为糖胺聚糖和糖蛋白，注意这里的糖胺聚糖）和各种纤维蛋白（包括胶原纤维、弹性纤维、网状纤维）组成。**硅具有独特的分子间交联能力，它以共价键与基质中的糖胺聚糖结合并将其交联到纤维蛋白上，形成纤维网状结构，造就结缔组织的弹性和强度。**糖胺聚糖分子包括透明质酸、硫酸软骨素（硫酸软骨素A、硫酸软骨素B、硫酸软骨素C），硫酸角质素、硫酸乙酰肝素等，其中硫酸软骨素A的含硅量尤其丰富。

表皮组织包括皮肤、毛发和指甲。皮肤真皮层富含结缔组织，亦因硅的参与而得以维持弹性。皮肤的表皮层、毛发和指甲都富含角蛋白，而角蛋白因其蛋白残基需要与硅酸结合，也是富硅物质。

在人类和动物中，硅都有着随年龄增长而明显减少的趋势，比如，大鼠未成熟骨中的硅含量是成熟骨的25倍。随着年龄增长，人体主动脉含硅量也会逐渐降低。这提示硅在生命早期阶段具有非常重要的作用，某些老年性疾病的发生与体内硅不足可能有关联。

硅对骨骼健康的促进作用

硅可增加骨骼的密度和强度，但依赖体内激素

早在五十多年前就有报道，缺硅的小鸡的腿和喙更白、更薄、更容易折断，缺硅的大鼠会出现眼窝等部位的颅骨缺损和牙质不良。目前国际上已经发表了数十篇相关研究论文，包括动物实验、人群流行病学研究以及体外细胞实验，**都一致地显示食物（包括饮水）中的硅对骨骼有益。**

其中有一个规律特别值得一提，如果是男性、绝经前女性或绝经后正在补充雌激素的女性，补硅后的骨密度增加都很明显。然而，

绝经后的女性即使以前补充过硅但补硅的同时没有补充雌激素，则难以见到骨密度的改善——**这强烈提示硅酸的益骨效应是依赖体内激素的**。这个现象也警示我们：补充营养要趁早！要重视绝经期以前各个阶段的营养摄取，因为某些营养素需要在体内激素加持下才能高效发挥作用。

硅的益骨机制

硅对骨的作用机制，可概括为以下几个方面：

独特的生物交联功能。硅好似生物胶水，凭借其独特的交联能力将骨组织基质中的糖胺聚糖分子交联到胶原纤维上，形成有弹性的骨骼有机网络，为骨骼矿化（钙盐等的沉着）提供基础。

增进成骨细胞活性。成骨细胞的主要功能之一就是合成胶原纤维，使骨骼具有韧性。硅元素可以增进成骨细胞的这个能力，因为成骨细胞合成胶原纤维时的关键酶——脯氨酸羟化酶的活性是需要硅、铁及维生素C同时参与的。

抑制破骨细胞活性。硅能刺激成骨细胞分泌护骨素，这是一种可以遏制破骨细胞活性、有益于骨质保留的蛋白因子。

改善骨骼的矿化速度和矿化质量。硅能增加新生骨的钙化速度，促进机体对铜、钙、镁等骨骼有益元素的吸收，还能减少机体对骨骼有害元素铝的吸收。

硅对心血管疾病的预防作用

硅可维护动脉壁的完整和弹性

硬水地区的心血管疾病发生率低于软水地区，其原因除了公认的钙镁离子的保护效应，硅也是潜在的保护性元素。在那些膳食纤维较多的国家，人群动脉粥样硬化的发生也较少，可能与硅的预防作用有部分关系。这个推论也有解剖学依据：硅在主动脉部位的含量远远高于除骨骼外的其他组织。但随着年龄增长，主动脉含硅量会逐渐降低，其结构和功能也随之退化。另一个现象也支持上述推论：动脉粥样硬化斑块部位的硅含量远低于动脉其他部位。

硅对主动脉的保护也是其交联作用所致。硅以异常高的浓度结合在动脉壁内膜层，通过其交联能力将血管壁的糖胺聚糖和胶原纤维及弹性纤维紧密结合在一起，从而维持动脉的完整结构和弹性，抵抗动脉粥样硬化的发生。

硅也可改善血管的收缩和松弛功能

在一项研究中，小鼠分组饮用富硅水（含硅 43 mg/L）、自来水（含硅 10 mg/L）以及贫硅水（含硅 5 mg/L）18个月后，其血管内皮细胞的一氧化氮合成酶（该酶负责合成并释放具有血管扩张功能的一氧化氮分子）和1型水通道蛋白（该蛋白负责将一氧化氮分子从内皮细胞转运到血管平滑肌细胞，使血管舒缓）都是在富硅水组表达最多，其次是自来水组，最少的是贫硅水组。这个结果说明水中硅酸还可以调控血管的功能。

硅对老年痴呆的预防作用

老年痴呆的发病原因和分子机制

老年痴呆是一种以认知功能损害为主，伴有日常生活、学习、工作、社交等能力明显减退的综合征。老年痴呆最常见的类型是阿尔茨海默病（Alzheimer's disease，AD），占50%~70%；其次是血管性痴呆，占15%~20%。老年痴呆是老年人失能和残疾的主要原因，对患者、家属和社会都是沉重的负担。

目前对AD的发病原因并无定论，可疑的风险因素多达30余种，如家族史、女性、头部外伤、甲状腺病、病毒感染、营养缺陷、代谢障碍等。AD的典型病理学改变为脑组织中发生 β-淀粉样蛋白沉积和神经纤维缠结——有人谓之于脑组织"老年斑"的发生，其他还有脑神经元的氧化损伤，以及炎症反应等改变。

硅是如何预防老年痴呆的？

铝是与硅性质相近的元素，也具有生物交联特性，但它却是一种毒性元素。在 AD 患者大脑中发现有铝在脑组织"老年斑"部位的聚集，提示铝可能是"老年斑"发生过程中的重要交联剂。铝已被认为是 AD 的主要病因之一，将铝挡在细胞门外，将是预防 AD 的一个重要手段。硅似乎可以承担起这个角色。

硅很容易与铝结合形成络合物，从而轻松把铝堵截在胃肠道而不被吸收。有研究发现，饮用富硅的硬水可以显著降低尿铝的浓度，说明铝的吸收有所减少。有学者对 1 925 名老年人进行了 15 年跟踪调查，发现随着时间的推移，饮水中铝多的人，其认知能力下降的幅度更大；但如果每天增加 10 mg 的硅，则其认知能力下降幅度减小。

脑组织中脂质过氧化物水平升高也是 AD 发生的重要原因。当大鼠同时暴露于铝和硅时，不仅脑内铝的蓄积减少，脂质过氧化物水平也有下降。也有研究显示饮用富含生物可溶性硅酸的啤酒可以降低铝中毒引起的大脑氧化。有一篇综述在总结了啤酒消费与 AD 关系的多项研究后得出结论：**多饮无酒精啤酒，从而安全地增加硅的摄入是预防老年痴呆的有效手段。**

也有人认为，老年痴呆其实是大脑糖尿病的一种形式，也被称为 3 型糖尿病，本质上是碳水化合物代谢异常。而镁元素和 B 族维生素的缺失是大脑碳水化合物代谢异常的重要原因。有研究发现，饮用富含硅酸的矿泉水不仅能去除铝，还能使更多的镁进入大脑，使大脑碳水化合物的代谢恢复正常。因此，**在日常饮食中补充镁和 B 族维生素（包括叶酸、B_6 和 B_{12}），同时每日饮用富含硅酸的矿泉水，可作为预防和改善老年痴呆的一个营养策略。**

硅的其他健康益处 —— 营养皮肤、改善炎症

硅是表皮组织的重要组成因子，有助于维持其强度和光泽。有研究者曾经开展过两项随机分组干预实验。第一项研究中，志愿者每天口服20 mg硅酸制剂20周后，皮肤的形态学有明显改观，力学性能有明显增强；第二项研究中，头发稀薄的志愿者口服硅酸制剂（剂量相当于每天10 mg硅）9个月后，头发的抗折性增强，头发直径有明显增加，而安慰剂组没有明显变化。

此外，有研究显示偏硅酸矿泉水对实验性胃炎大鼠具有缓解症状的作用，而且自然来源的偏硅酸矿泉水的效果远胜于人工配制的偏硅酸水，这归因于天然矿泉水中其他天然矿物离子与硅酸的良好协同效应。还有研究者观察到富硅矿泉水对慢性肾炎也有恢复效果，肾毒性大鼠在饮用富硅矿泉水后排尿能力和排氯离子的能力有明显增加。

食物和饮水中的硅是相当安全的

硅秉性温和，善于团结其他元素，是一个老好人元素。迄今极少有从饮水和食物途径摄入硅而发生中毒的报道。目前已有的硅中毒报道仅见于职业性的呼吸道接触，如含硅石棉引起人类胸膜间皮瘤或医疗过程中含硅隆胸材料引起过敏，偶尔有大量服用硅酸镁抗酸剂诱发尿路结石的报道。

美国食品与营养委员会将成年人二氧化硅的每天最大容许上限量定为700 mg，这个剂量相当于每天饮水摄入偏硅酸1 946 mg，一般情况下日常饮用是很难达到这样的剂量的，所以说偏硅酸矿泉水和膳食硅都是相当安全的。

第24章

含锶矿泉水 [1]

锶、钙、镁三兄弟

锶，英文strontium，化学符号Sr，原子序数38，原子质量87.63，位于元素周期表中ⅡA族。锶在地壳中的丰度居所有元素的第15位，含量约为0.04%，相当于450 mg/kg。锶有稳定性和放射性两大类，放射性锶主要用在医疗上，对人体具有一定毒性，本书不予讨论。此处所讨论的是稳定性锶。

锶与钙、镁是同属于碱土金属族的三个亲兄弟，理化性质具有相似性。但由于锶原子的体积是钙的2.2倍，镁的3.6倍，相对笨拙的体型使细胞对它的吸收和运转较为缓慢，也使它的生物活性相对迟缓。

虽然钙和镁是公认的人体必需宏量元素，但锶在人体中的含量远低于钙和镁（如表6-1所示），属于微量元素，而且它目前还暂被归为"人体可能的必需元素"。

1　本章内容参见：张建江，等.饮水中锶的健康效应和安全水平[J].卫生研究，2021, 50(4):686-697.

表6-1　三种重要碱土金属在人体中的比例和浓度

元素	原子数	原子量	人体中比例（%）	骨骼中浓度（g/kg）	尿中浓度（mg/L）	血中浓度（mg/L）
镁（Mg）	12	24.32	0.027 00	1.22	50.000~100.000	23.00
钙（Ca）	20	40.08	1.400 00	223.00~243.00	100.000~200.000	90.00
锶（Sr）	38	87.63	0.000 44	0.10~0.12	0.047~0.166	0.05

水锶和食物锶

锶在自然界中无法单独存在，它极易被氧化而形成化合物，天青石（以硫酸锶为主）和菱锶矿（以碳酸锶、氧化锶为主）就是两种主要的含锶矿物，这些岩石经长期的风化、侵蚀、溶滤等自然作用，其中的锶以离子形式进入地下水中，也可经过食物链到达各种食物中。

在食物中，叶类蔬菜含锶较高，畜禽肉蛋类含锶较低。富锶地区的饮用水中可能含有高水平锶，比如重庆大足地区的地表水含锶0.62~0.99 mg/L，地下水含锶1.20~2.74 mg/L，都超过了含锶矿泉水的不低于0.20 mg/L的界限浓度。在我们收集的国内347种瓶装水中，有121种标注有锶的含量，最多的高达45 mg/L。

锶在人体内的吸收、分布与代谢

锶在人体的吸收部位主要为空肠，其吸收过程需要骨化三醇和钙离子的协同。由于锶的分子量大于钙，细胞对其转运相对较难，其吸收率通常只有钙的60%~70%。

锶在人体内的分布和代谢与钙相似，两者都具有趋骨性质。人体中99%以上的锶和钙存在于骨骼和牙齿中。

人体对不同碱土金属的排泄途径各不相同，原子量较大的钡和镭主要通过粪便排出，而镁、钙、锶主要通过尿液排出，少部分通过乳汁和粪便排出。人体90%以上的锶是通过尿液排出的。由于肾小管对锶的重吸收比钙难，因此锶的排出率比钙要高。

锶的益骨效应——钙的好伴侣

资料显示，锶对人体的影响大多是通过对钙的影响而实现的。

当人体钙充足的时候，锶是钙的坚定维护者。成年男性补钙时，如果有锶盐作为佐剂，骨骼中钙的沉积会更好。人体容易发生低能量骨折（也就是生活中常见创伤所导致的骨折）的部位，往往锶含量较低。临床上，锶盐（如雷奈酸锶）可以明显减轻骨质疏松患者的疼痛症状，明显改善其骨骼的影像学特征。

在猴的实验中发现，锶可分布到新生骨、密致骨以及骨小梁当中。用含锶盐的饲料喂养斑马鱼，可使其全身和脊柱的骨密度都有所提高。

牙齿是骨骼系统的重要组成。有人测定了牙病患者牙齿中的铁、锰、铬、锶、铜、锌、铝的含量，发现病牙的锶含量普遍低于正常牙，其降低幅度在7种元素中最为明显。还有研究发现健康人牙釉质中的锶含量为128.00~156.77 μg/g，而龋齿牙釉质中的锶含量为79.70~85.80 μg/g，降低幅度十分明显。

锶的益骨效应得益于它对成骨细胞和破骨细胞的双重作用，即在减少骨吸收的同时又可促进新骨的形成。锶可促进人成骨细胞增殖，增加细胞骨钙素和骨桥蛋白基因的表达，促进矿化结节的形成。锶也可促进护骨素的合成——护骨素可以抑制破骨细胞分化，从而减少骨吸收。

锶过量时也有风险

在人体内，当钙的队伍不够强大时，锶的阵营似乎有点不受控制，有些锶甚至会野心膨胀，想到对钙取而代之。且看下面这些研究。

在土耳其，居住地土壤中锶高于350 mg/kg的儿童，佝偻病发生率为31.5%，而居住地土壤锶低于350 mg/kg的儿童，佝偻病发生率只有19.5%。由于接触了土壤中过多的锶，加上因日晒不足和生活贫穷导致的体内钙过少，儿童佝偻病的发生风险增加。

徐丹凤课题组用含锶0（作为对照组）、5 mg/L、50 mg/L、250 mg/L、500 mg/L的饮水对大鼠进行了分组干预实验后发现，在第12周时两个高锶剂量组的雄性大鼠血钙含量分别降低到对照组的78.5%和81.5%。另一项研究中，当大鼠每天摄入7.7 mg的锶时，股骨钙增加了5.2%，但当每天的锶摄入量加大到77 mg时，股骨钙反而减少了14.2%，并出现低钙血症。

上述研究都提示锶摄入过多时可对骨钙产生干扰，尤其是当钙营养不足时。其机制可能在于：①锶在肠道竞争性抑制了钙的吸收。因锶和钙都是通过细胞膜钙结合转运蛋白而被吸收，锶过高时不可避免地会挤占钙的通道。②锶可抑制肾脏1-羟化酶的活性。而此酶负责维生素D_3的活化（第2步羟基化），这个酶的活性降低时维生素D_3活化受阻，肠道对钙的吸收以及肾脏对钙的重吸收能力随之降低，最终使机体钙水平降低。

锶可改善糖脂代谢紊乱

糖脂代谢异常在现代人中十分普遍，而锶对改善机体糖脂代谢可能有帮助。

华中科技大学的学者同时观察了1 448例新诊断的2型糖尿病患者、782例糖调节受损者、2 230例糖耐量正常者的血锶水平[59]，发现血锶越高，糖尿病和糖耐量异常的发生都越低。血锶最高的四分之一人群与最低的四分之一人群相比，其糖尿病和糖耐量异常发生的风险分别下降了55%和45%。同时还发现，血锶高时，总胆固醇、低密度脂蛋白胆固醇、脂质过氧化水平都较低。

在另一项研究中，在脂肪肝大鼠的饮水中加入氯化锶，14周后发现血脂（甘油三酯、总胆固醇、低密度脂蛋白胆固醇）和肝脂（甘油三酯、总胆固醇）水平都显著下降，肝脂肪沉积显著减少，肝脏中负责脂肪合成的蛋白表达下降，而负责胆固醇清除的蛋白表达增强。提示锶可通过调节脂肪代谢的重要蛋白而纠正脂代谢紊乱。

临床药物锶盐有心血管风险，锶水也有吗？

钙和镁对心血管系统的功能都具有至关重要的作用，作为钙、镁的同族师兄，锶与心血管系统的关系又如何呢？

2016年学者在对雷奈酸锶（一种用于骨质疏松治疗的锶盐）进行临床安全风险评估时，发现用过该锶盐的患者其心血管疾病的风险大大增加，这引起了人们不小的警觉。之后有学者比较了锶和钙对心肌收缩的影响，**发现大个子的锶与心肌肌钙蛋白C的亲和力比钙低了4倍**，当它取代钙时，可使心肌细胞的生理电位以及收缩和松弛周期发生异常，继而使心血管功能异常。

不过，如果据此认为水锶对心血管也有风险，也是言之过早。据美国学者在1968年对得克萨斯州24个社区人群的观察，饮水和尿液中的钠/锶比值异常与多种心血管疾病有关，即锶低时心血管疾病更多发生。研究者推测锶在肠内与钠竞争吸收部位，减少了人体对钠的吸收，降低了心血管疾病的发生风险。遗憾的是这个推测未见有进一步研究予以支持。

作者认为，药物性锶盐是以短期、单一物质、大剂量的方式进入人体，而饮水锶则是以长期、伴随多种其他离子（钙、镁等）、较低浓度的方式作用于人体，两种方式对人体的效应不能完全划等号。不过，为安全起见，对于有心血管疾病的人，还是建议他们不要饮用含锶过高的水。

含锶矿泉水饮用时的注意事项

锶是低毒性元素。我国早期的矿泉水国标GB 8537—87中曾经规定锶的安全范围为0.2~5.0 mg/L，但在修订版GB 8537—2018中仅规定锶的界限值为 ≥ 0.20 mg/L，取消了上限值的规定。

在各地蓬勃兴起的矿泉水资源开发过程中，陆续发现有含锶量特别高的水源，有的达45 mg/L。陶勇等曾经提出5 mg/L为生活饮用水中锶的最高限值。秦俊法等则认为在钙摄入量合适的情况下，饮水锶在10~30 mg/L是安全的。我们根据目前最敏感的致畸性安全剂量——每天每千克体重1 360 mg来计算，得到这样的推测：**锶在生活饮用水中不超过16.32 mg/L、在矿泉水中不超过32.64 mg/L都是安全的。**前者按照每天饮用2 L的量计算而得，后者按照每天饮用1 L的量计算而得。

鉴于低钙摄入、有心血管疾患和肾功能低下时人体对高锶较为敏感，我们建议钙营养不良人群、低龄婴幼儿、高龄老人、肾脏病患者（尤其是肾透析患者）、严重心血管疾病患者不要长期、单一地饮用含锶过高（锶含量大于33 mg/L）的水。

第25章

其他矿泉水

除了偏硅酸和锶，矿泉水国标还提出了锂 ≥ 0.20 mg/L、锌 ≥ 0.20 mg/L、硒 ≥ 0.01 mg/L、游离二氧化碳 ≥ 250 mg/L、溶解性总固体 ≥ 1 000 mg/L的水也可称为饮用天然矿泉水。这些矿泉水资源相对较少，但因其独特的健康价值，也具有潜在的消费人群。

含锂矿泉水

锂，英文lithium，化学符号Li，是密度最小、性质最活泼的金属元素。锂在水中主要以离子形式存在，地表水中锂的含量多为1~10 μg/L，地下水中可达到500 μg/L。国内有少部分天然矿泉水标注了锂的含量，最高标注为200~850 μg/L，某进口品牌矿泉水标注为1 300 μg/L。

锂被世界卫生组织认定是人体可能必需的微量元素。在果蝇和线虫这些模式生物中均发现锂可以延长寿命。日本的研究发现饮水锂高的地区，人群的全因死亡率低。锂对神经系统的保护功能广受关注。有自杀行为的患者血锂浓度比一般患者低。在临床，锂可用于治疗心理疾病，特别是双相情感障碍患者。但是临床用的锂盐存在肾毒性、致甲状腺功能异常以及致畸等副作用，安全剂量范围很窄。饮水来源的锂虽然微量，但更加长期和稳定。美国得克萨斯州的调查表明，饮水中的锂浓度为0.07~0.17 mg/L可降低自杀发生率。丹麦一项纳入了全国73 731名痴呆症患者和733 653名对照者的流行病学研究发现，当饮水中的锂浓度为0.6~30.7 μg/L时，随着水锂水平的升高，人群痴呆症发病风险总体上表现为下降趋势，虽然两者之间并非典型的直线关系[54]。

目前对锂的神经保护机制的认识主要归于以下方面：①锂能保护神经元免受多种神经毒素引起的细胞凋亡；②锂可调节神经突触的可塑性，参与学习认知过程；③锂可减轻神经系统的炎症活动；④锂可保护神经细胞的线粒体功能，减少其氧化应激[55]。

在现代社会中，随着生活压力增大、生活节奏加快，人们的心理健康问题日趋突出。富锂水可以给人体提供长期、稳定且浓度温和的矿物营养，堪称天然脑之友。

含锌矿泉水

锌，英文zinc，化学符号Zn，是人体必需的微量元素。锌对人体生长发育、免疫功能、物质代谢和生殖功能都有重要作用。人体内有200多种酶是含锌的酶，比如DNA和RNA的转录酶、蛋白质合成酶、氧化还原酶、水解酶等等。当人体缺锌时，将出现生长发育减缓、智力低下（学习能力差的学生往往缺锌）、抑郁、免疫功能缺陷、食欲低下（锌是唾液中味觉素的重要组成，新冠病毒感染后的味觉丢失就是由于锌的耗竭而引起的）、夜视能力降低（锌是维生素A代谢成视黄醇过程中的必须因子）、伤口不易愈合等病理状况。

锌的每天推荐摄入量男性是12.5 mg，女性是7.5 mg。动物性食物（肉类和海产品）是人类膳食锌的主要来源。锌在消化系统的吸收受到多种因素的干扰，故人群缺锌仍然常见。我国第三次营养调查发现，缺锌或锌营养不足的人群居然高达60%。容易缺锌的人群主要有：以牛奶为主食的婴儿，因锌在牛奶的吸收率低于人奶；高温作业人员如高温车间工人、运动员、军人，因锌通过汗水排出较多；大面积创伤病人，因皮肤愈合过程可导致锌储备不足；长期素食者，因植物含锌少且吸收不良。

上面提到的人群可以将含锌矿泉水作为营养补充来源。不过，自然界的地表水和地下水中锌的含量往往很低，含锌矿泉水资源相对较少。我国在湖南、四川、山西、安徽等地发现有富锌水源，含量最高者达到2.363 mg/L。锌的安全阈值相对较宽，通过正常食物（包括饮水）的锌摄入是很少发生锌中毒的。

含硒矿泉水

硒，英文selenium，化学符号Se，是一种非金属元素，也是世界卫生组织认定的人体必需微量元素。

硒的环境分布存在显著的地域性，如我国陕西安康、湖北恩施等地是富硒地区，而宁夏、甘肃、陕西交界处则为典型的贫硒地区。通常饮用水中硒的含量较低，多在1 μg/L以下，对人体的贡献量不大，但富硒地区的地下水可能含硒较高，如湖北恩施地下水含硒量可达90 μg/L，陕西长安可达54 μg/L，湖南石门可达40 μg/L。这些水源有望开发出珍稀的含硒矿泉水。硒在水中的最常见形态是可溶性的四价亚硒酸盐和六价硒酸盐，在动植物中一般以硒蛋白这样的有机形式存在。

硒具有突出的抗氧化损伤能力。它是人体中广泛存在的、具有抗氧化效应的谷胱甘肽过氧化物酶的活性成分。大量研究显示，低硒地区的某些地方病（克山病、大骨节病）、边远地区不明原因猝死、糖尿病、肝炎、甲状腺疾病、神经系统疾病（如帕金森病、阿尔茨海默病、脑卒中、癫痫、抑郁症）、肿瘤性疾病（乳腺癌、结直肠癌）的发生率多高于富硒地区，上述疾病患者的体内硒水平大都低于健康对照人群。补硒可以改善上述疾病的发生，或减轻症状。

中国营养学会建议成年人每日补充硒元素50~200 μg。除了有机硒制剂（如含硒酵母），含硒矿泉水也是良好的补硒选择。但需要注意的是，无机硒的安全阈值较窄，水标对其有严格限制。比如矿泉水国标制定了硒的上限值，要求不能超过50 μg/L；我国的《生活饮用水卫生标准》则更加严格，要求硒的上限值不能超过10 μg/L。因此，日常补硒不可盲目。比如，体内缺硒的人可以从补硒中受益，但对于原本不缺硒的人，补硒过多反而会增加糖尿病的风险。在富硒地区还发生过人群硒中毒的事件。为稳妥起见，补硒的对象以血清硒水平较低的人群为宜，且需掌握好补充时机和剂量，避免摄入过多引起硒中毒。

含二氧化碳矿泉水

矿泉水里的二氧化碳，可能是天然的，也可能是罐装过程中人为充填的。自然界的水可能因岩浆冷凝、矿物变质、有机物氧化分解以及碳酸盐矿物的溶滤分解等过程而天然含有二氧化碳。在矿泉水国标中，将因水源自身含有游离二氧化碳而起泡的矿泉水称为**含气天然矿泉水**，将充入食品添加剂二氧化碳而起泡的矿泉水称为**充气天然矿泉水**，将去除部分或完全去除了二氧化碳的矿泉水称之为**无气或脱气天然矿泉水**。二氧化碳可在水中形成弱酸性的碳酸，因而含二氧化碳的矿泉水也被称为碳酸矿泉水。

二氧化碳与生命活动息息相关 —— 我们时刻都在吸入氧气，排出二氧化碳。但二氧化碳又绝不仅仅是废气分子，人体中的二氧化碳至少具有三种明确的功能：①参与血液酸碱平衡调节；②控制呼吸频率；③心血管系统的张力因子。人体每一个细胞都在时刻产生二氧化碳分子。

　　然而，通过饮水摄入二氧化碳，能够对人体产生反向作用吗？目前对于碳酸水的健康效应有很多矛盾的宣传，非专业类的文章声称碳酸水可以刺激唾液分泌、增强胃动力、促进血液循环等等，也有人认为碳酸水会侵蚀牙齿、加重胃食管反流病的症状等等。意大利科莫（Cuomo）对此问题进行了系统综述[56]，主要结论如下：

　　（1）喝碳酸水时，二氧化碳大部分以气体形式逸散（比如打嗝），只有小部分能与口腔和上消化道（食管和胃）产生黏膜反应，很难到达十二指肠及其以下的部位。

　　（2）二氧化碳气泡可带来味觉刺激，加上碳酸饮料常添加各种改善口感的成分，这是其受到消费者欢迎的重要原因。

　　（3）在口腔，虽然碳酸饮料对牙齿有侵蚀效应，但责任不在二氧化碳形成的碳酸，而是加入饮料中的糖类成分。

　　（4）在食管，尚无充分证据证明碳酸饮料会加重胃食管反流症状。

　　（5）在胃部，碳酸水似乎能够通过机械和化学作用影响胃功能。当一次性摄入量超过300 mL时，可能会因机械压力导致胃不适症状；碳酸液体也可使胃酸轻微增加，这可能有助于消化，但也会使胃酸相关疾病恶化。

　　可见，如果不是一次性地大量饮入，水中的二氧化碳对健康的影响（有好有坏）相对较小，但要警惕水中其他添加成分（如高糖）对牙齿及代谢的不利作用。

　　还有一种情况需要注意，碳酸泉是温泉的一种，当泉水中含二氧化碳超过1 g/L时，可作为浴疗温泉使用。二氧化碳是脂溶性气体，在浴疗过程中，大量的二氧化碳经呼吸道吸入和皮肤渗透进入人体，加上泉水温度的作用，可刺激呼吸频率加深、加快，促进心血管系统循环。但浴疗时间过长会导致出现皮肤潮红甚至醉酒样副作用。

本篇要点

偏硅酸矿泉水

- 偏硅酸是硅在水中可溶的最基本形式，因此含硅水也被叫作偏硅酸水。

- 硅具有独特的分子间交联能力，造就结缔组织的弹性和强度。

- 硅有益于骨骼的密度和强度，但依赖体内激素。

- 硅可维护动脉壁的完整性和弹性，还可调节血管收缩功能。

- 硅可拦截铝，对老年痴呆具有预防效果。

- 经膳食和饮水摄入的硅，安全性很好。

含锶矿泉水

- 锶、钙、镁是同族三兄弟，化学性质类似。

- 当钙充足时，锶可促进钙的益骨效应；但当钙不足时，高锶可能会影响骨钙代谢，甚至引发佝偻病。

- 临床锶盐具有心血管疾病风险，但并不意味水锶也有这个风险。

- 锶通过肾脏排出，肾功能减弱患者应避免饮用过高浓度的含锶矿泉水。

其他矿泉水

- 含锂矿泉水：水锂对神经系统有益，饮水锂高时人群自杀及痴呆症发生率较低。

- 含锌矿泉水：锌是人体200多种酶的活性成分，缺锌影响发育、免疫等多个方面。人群缺锌较为常见。但含锌矿泉水资源较少。
- 含硒矿泉水：硒是谷胱甘肽过氧化物酶的活性成分，具有突出的抗氧化能力。无机硒的安全阈值较窄，补硒最好在专业指导下进行。
- 含二氧化碳矿泉水：也叫碳酸水。饮入二氧化碳对健康无明显影响，但需要注意伴随的含糖添加剂的健康风险。

第七篇

去矿物质饮水——
健康双刃剑

第26章

反渗透技术造福了人类，但也带来意想不到的后果

一种大规模的剥夺

自然界的水，在流经土壤和岩石的过程中，都会带入含量不一的溶解性矿物质，水也因此有了硬度、碱度、盐度等独特性质。人类在长期的进化过程中，已经适应了水的这些天然特性。水质的天然差异导致人的生命特征有所不同，这就是我们平常说的"一方水土养一方人"。自然水源虽然也有水质非常软的情况，但在21世纪以前，人类大规模饮用低矿物质水的情况是没有的。

进入工业化时代后，全球水资源污染和匮乏日趋严重，这也使各种水处理技术得到持续发展。稍早阶段，人们采用传统的方法（如混凝、沉淀、过滤、消毒等）来净水，但这些方法并不会改变水的天然属性。到了现阶段，各种"水质深度处理技术"不断被研发出来，它们在有效去除污染物的同时也去除了原水中的天然矿物质，水的天然属性也被改变。这些技术包括蒸馏、活性炭吸附、臭氧氧化、紫外线、离子交换、微滤、纳滤、电渗析、反渗透等多种工艺的单独使用或组合使用，其中的某些技术对水中矿物离子具有不同程度甚至是完全的剥夺效果。通过这些技术生产出来的瓶装水、桶装水、公共直饮水、家用净水器水、淡化海水等已经与我们的生活深度交融，难以分割。

低矿物质水与反渗透技术

水中矿物质的综合水平可以用溶解性总固体（TDS）表示。TDS又称"矿化度"，主要反映溶解于水中的无机盐（主要是钙、镁、钾、钠、碳酸氢盐、氯化物和硫酸盐）的含量。

一般来说，TDS小于100 mg/L的水，称为**低矿物质水**；TDS小于10 mg/L的水，称为**去矿物质水**；TDS接近0的水，称为**零矿物质水**。目前的饮用纯净水多为去矿物质水甚至零矿物质水。

反渗透（reverse osmosis，RO）是一种在压力推动下采用孔径小于0.1 nm的半渗透膜过滤水中杂质的技术，通过这种技术得到的是既不含污染物质也不含矿物质的水（如图7-1所示）。有人估计到21世纪中叶将有10多亿人饮用经反渗透技术处理的水。

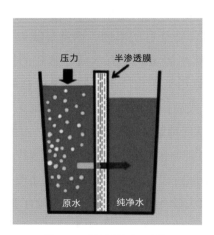

图7-1　反渗透技术示意图

世界卫生组织在2004年的官方文件中指出，对于完全或几乎完全去除了矿物质的水（如纯净水、蒸馏水、去离子水、脱盐水、反渗透水等），有充分的研究证据表明它们在未被再矿化前是不适合作为人类的饮用水的[57]。

喝出营养：
解惑饮水、矿物质与健康

反渗透技术的意外后果——太多，太少，都不好

美国工程院院士、美国《环境科学与技术》杂志主编戴维·L.塞德拉克（David L. Sedlak）在其发表的《反渗透革命的意外后果》一文中指出：当前，全球一些水资源紧张的城市，虽然利用反渗透技术处理海水和微咸地下水为居民提供了饮用水，但净化后的水过于纯净，长期饮用可能会增加患病风险。水质硬度成分，特别是镁，对心血管疾病有预防作用；氟对儿童牙齿和骨骼的发育至关重要。经过反渗透处理后，这些健康成分不复存在。虽然许多企业意识到反渗透水的腐蚀性危害而向水中添加石灰来调节pH，但石灰只能提高水的含钙量，不能提升其他矿物离子水平[58]。

德国柏林自由大学、德国镁研究学会前主席尤尔根·沃尔曼（Jürgen Vormann）教授指出：水不仅仅是水，它也是人体获取必需元素的重要途径，尤其是对心脏健康有利的镁，还有对维持机体酸碱平衡有利的碳酸氢盐。德国营养学会提醒公众不要专一饮用蒸馏水，尤其是在食物比较单一的情况下。

瑞典皇家理工大学研究员罗斯伯格（Rosborg）博士在其专著《饮用水矿物质及其平衡——重要性、健康意义、安全措施》[28]中指出：水中矿物质对于维持人体健康及预防供水管道腐蚀具有重要作用。当今采用反渗透工艺处理的水，其钙、镁、碳酸氢根等有益健康的离子含量大大降低，而且流经管道后铜、镍、铅、铁等金属含量还有增加的趋势。当妇女饮用矿物质偏低、由雨水蓄积而成的酸性井水时，其头发发质可以镜像反映出水质的特点，即钙、锶、钼、硒等必需元素含量较低，而铅、钡等有害元素含量较高。长期饮用反渗透水会导致机体酸负荷加重，心血管疾病、骨质疏松、糖尿病、肿瘤等的发生风险也会加大。罗斯伯格博士的总结是：Too much and too little, both are bad（太多，太少，都不好）。

第27章

去矿物质饮水的直接健康风险

中国：饮用淡化海水的海岛居民冠心病患病率较高

近年来全球范围内反渗透饮用水和淡化海水逐渐普及，我国一些沿海居民已经将采用反渗透技术脱盐得到的淡化海水（简称"海淡水"）用作生活饮用水。长期饮用海淡水对他们的健康有影响吗？这是卫生部门密切关注的问题。

毛君娜等分析了某列岛2 389名18岁以上居民的饮用水类型与冠心病患病率的关系[59]，发现饮用普通自来水、混合水（自来水与海淡水混合）、完全海淡水的人群冠心病患病率分别为0.7%、3.8%、6.2%，具有明显的差别；回归分析显示，饮用混合水或海淡水是居民患冠心病的主要危险因素。与饮用自来水的人群相比较，饮用混合水或海淡水后冠心病的患病风险分别升高了5.33倍和10.63倍。

以色列：饮用脱盐海水增加急性心肌梗死患者的全因死亡[1]风险

中东地区是使用脱盐海水作为饮用水的主要地区。将脱盐海水作为饮用水源，可能会导致从水中摄入的镁离子不足。镁离子在体

1　全因死亡：一定时期内各种原因导致的总死亡。

内参与近千种生物代谢活动，包括能量生成、蛋白合成、核酸合成、调节血管紧张性及胰岛素敏感性。低镁血症的心血管副作用已经有很多报道。

以色列学者招募了4678位急性心肌梗死患者，评估了他们急性心肌梗死发作后30天和1年内的全因死亡率与饮用水类别的关系[60]。研究中，根据居住地的水源，将患者分为2组，分别为脱盐海水地区的1600人，非脱盐海水地区的3078人。再根据供应脱盐海水的开始时间，将患者分为两期，分别为2002—2006年的未供应脱盐海水时期，2008—2013年的供应脱盐海水时期。结果发现：

在未供应脱盐海水时期，两个地区的患者1年生存率无差异；但在供应脱盐海水时期，非脱盐地区的患者1年生存率显著高于脱盐地区。

在未供应脱盐海水时期，两个地区的患者30天全因死亡风险无差异；但在供应脱盐海水时期，脱盐地区的患者30天全因死亡风险比非脱盐地区高2.35倍。

在未供应脱盐海水时期，两个地区的患者1年全因死亡风险无显著差异；但在供应脱盐海水时期，脱盐地区的患者1年全因死亡风险比非脱盐地区高1.87倍。

在脱盐地区，患者的血镁平均水平为1.94个单位，在非脱盐地区为2.08个单位，差距具有统计学意义。研究者认为，饮用脱盐海水引起的镁摄入不足可能与脱盐地区较高的全因死亡率有关。

印度：反渗透饮水增加维生素B$_{12}$缺乏风险

维生素B$_{12}$又名甲钴胺，因含有钴元素而呈红色，是维生素家族中唯一含有金属元素的维生素。它对细胞的代谢（尤其是叶酸的利用）、骨髓红细胞的成熟以及神经系统功能的维持都十分重要。维生素B_{12}的缺乏不仅可导致恶性贫血，还与老年痴呆、抑郁症、心血管疾病、神经管缺陷等多种疾病相关。

动物性食物比如肝脏、鱼、肉、蛋、牛奶、奶制品等含有丰富的维生素B_{12}，是人体需求的主要来源。维生素B_{12}缺乏主要发生在素食主义者、消化系统疾病患者（做过肠胃道手术、长期服用质子泵抑制剂和组胺受体拮抗剂的患者，多有吸收障碍），以及消化功能减弱的老年人。

在印度，维生素B_{12}缺乏的人在逐渐增多。同时，公共和家用反渗透水处理系统也越来越普及。这两者是否有关联呢？印度西部教学医院的学者们开展了一项横断面研究[61]，他们招募了250位志愿者，分析了志愿者们的饮食类型、反渗透水饮用情况等与维生素B_{12}缺乏的关系。结果发现，饮用反渗透水者维生素B_{12}缺乏的比例为50.6%，而饮用其他类型水的只有17.5%，具有明显差别。同时发现，素食者维生素B_{12}缺乏的风险比非素食者高13.0倍，饮用反渗透水者比饮用自来水者高2.6倍，而饮用牛奶5年以上的人群与饮用不足5年的人群相比，维生素B_{12}缺乏的风险则下降了84%。

我们知道，高等动物和植物的细胞不能制造维生素B_{12}，自然界中的维生素B_{12}都是微生物（也包括人体肠道微生物）合成的。因此，肠道微生物对于人体是否能够得到充足的维生素B_{12}具有重要影响。而**反渗透水对于肠道微生物而言，应该不是一个好的营养来源**。至少，钴这个维生素B_{12}活性必需的成分，在反渗透水中是有所欠缺的。

作者团队研究：纯净水影响心血管健康

自20世纪末起，因反渗透技术的广泛应用，纯净水以瓶装、桶装、直饮等各种形式走进了千家万户。对于习惯了饮用自然之水的人类来说，这种被剥离了硬度和微量元素的水对健康有影响吗？作者团队自1998年起的研究一直在试图回答这个问题。

首先我们对大鼠进行了饮用纯净水、活性炭过滤水和凉白开的干预实验，时间长达5个月，实验结束时精确测定各组动物血清15种矿物元素的水平。统计学分析显示，与凉白开组相比，纯净水组唯有血镁水平有显著降低，且限于雌性。该组血铝水平有明显升高[62]。

在接下来的研究中，我们发现饮用纯净水的动物出现心血管系统的多种病理改变[63]，比如血甘油三酯、胆固醇、低密度脂蛋白胆固醇升高，粥样动脉硬化指数升高，主动脉内膜粗糙、心肌排列紊乱等。同时也有心血管损伤标志物的变化，比如血同型半胱氨酸、超敏C反应蛋白、血浆内皮素1和丙二醛水平的升高，其中血同型半胱氨酸的升高尤其令人关注，因为它的升高与人体100多种疾病都有关联，特别是心脑血管损伤、骨质疏松等。此外，饮用纯净水还可使大鼠血一氧化氮水平显著降低，这是一个能使血管扩张的信号分子，它的降低预示血管舒张能力减弱。

在进一步的代谢组学研究中发现，饮用纯净水后很多参与蛋白质合成代谢的关键分子表达降低。我们推测这种降低与体内镁的减少具有密切关系。镁是细胞内重要的阳离子，参与体内近千种酶的活动，特别是在与蛋白质合成、遗传物质（DNA和RNA）维稳、氧化磷酸化活性相关的酶中发挥重要作用。可以说，我们的研究为国际上自20世纪50年代起就陆续报道的"水镁对心血管疾病具有预防作用"这一流行病学结论提供了实验研究证据。

作者团队研究：纯净化校园直饮水不利儿童心血管健康

心血管疾病严重威胁人类健康，有证据表明这些疾病可能始于儿童和青少年时期。据报道，我国儿童青少年血压偏高的比例一直呈上升趋势，并已达15%左右。肥胖儿童血压偏高的比例大约为

30%。可见儿童期的心血管健康值得高度重视。

我国中小学生在校时间长（多长达8小时以上），而中小学生又处于生理发育关键时期，对各种营养物质的需求多于其他年龄段的人群。黄玉晶等对西南某市35所中小学校进行了调查[64]，发现这些学校的直饮水已经全部采用反渗透工艺处理。水质的卫生指标虽然合格，但是矿物质含量都低于市政自来水，水质的肾酸负荷（PRAL）高于市政自来水。接下来他们抽取了660名年龄在9~11岁之间的中小学生，根据近四年来儿童们所在校园直饮水水质的不同将其分为两组，一组为对照组，其饮水的矿物质含量接近自来水水质；另一组是纯净水组，其饮水均经反渗透工艺处理。通过回顾性队列研究发现，相对于饮用水中矿物质未被剥夺的儿童，长期饮用纯净水的儿童其心血管疾病发生风险更高，突出表现在血同型半胱氨酸升高风险增加了2.17倍，动脉粥样硬化的两个敏感指标载脂蛋白B/A1比值和氧化型低密度脂蛋白的升高风险分别增加了2.14倍和1.70倍。关联性分析显示纯净化的直饮水中钙的缺乏可能起到了重要作用[65]。

基于我们在成年人、儿童以及动物层面的多项观察结果，我们将饮用纯净水导致心血管系统损伤的推测机制总结如图7-2所示。

除了心血管健康方面的诸多隐患，我们的研究还发现饮用纯净水对骨骼发育、酸碱平衡、肾结石、繁殖和子代发育等方面也都有不良影响。

作者团队研究：纯净水不利儿童骨骼健康

黄玉晶等在上面提到的中小学校开展了另外一组研究[66, 67]，这次观察的目标是儿童骨骼健康。同样是对儿童进行了分组观察，一组的水质与自来水接近（自来水组），另一组饮用纯净化的直饮水长达三年（纯净水组）。一共观察了近3万名儿童，结果发现：

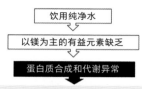

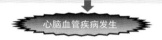

* 毒性中间产物同型半胱氨酸蓄积↑—血管内皮细胞损伤
* 肝脂肪代谢关键酶↓—血脂转运↓—血脂堆积
* 肝精氨酸酶↓—血—氧化氮↓—血管舒张困难
* 肝过氧化物酶↓—自由基清除困难—炎性损伤
* 其他变化

心脑血管疾病发生

图7-2　饮用纯净水导致心血管系统损伤的重要事件推测

纯净水组儿童每日总的钙、镁摄取量都显著低于自来水组。

纯净水组儿童血清成骨细胞活性标志物较低，但破骨细胞活性标志物较高。

纯净水组儿童发育迟缓的发生风险增加了6.11倍（发育迟缓的判断标准是身高低于同年龄、同性别人群的2个标准差）。龋齿发生的风险增加了0.81倍。如图7-3所示。

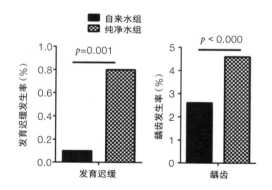

图7-3　两组儿童发育迟缓发生率和龋齿发生率的比较

这是一组样本量较大的儿童群体研究，结果有一定的说服力。

喝出营养：
解惑饮水、矿物质与健康

研究结果警示我们需要重视发育期儿童的饮用水种类的选择。

纯净水可能增加抑郁发生风险

　　海上执行远航任务的官兵容易出现情绪低落的状态，有人推测这与他们不得不长时间饮用低矿物质水有一定的关系。在我们的前期研究中已经发现纯净水可致血镁降低，而镁是神经系统的稳定因子，缺镁会导致情绪低落甚至出现抑郁倾向。我们也发现纯净水可致血同型半胱氨酸升高，这也是已被证实的抑郁症诱发因子。虽然目前还没有饮用纯净水与抑郁发生的直接因果关系报道，但这些中间指标的改变已经具有重要的提示意义。

　　其他研究也支持这个提示。比如人们已经观察到水中微量的锂与良好的精神状态有关，饮水锂高的地区人们的自杀率较低。维生素B_{12}的缺乏也与抑郁症相关，印度的研究指出饮用反渗透水可使维生素B_{12}缺乏风险升高2.6倍之多。纯净水与抑郁之间的关联机制推测如图7-4所示。

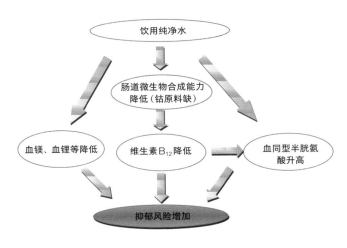

图7-4　饮用纯净水与抑郁发生关系的推测

第28章

软水——温柔的帮凶

"十步杀一人，千里不留行。事了拂衣去，深藏身与名"，李白的这句诗用来形容铅特别合适。作为环境中最常见的有毒重金属，铅常常悄悄潜入人体，静静地毒害各个组织器官，直到身体出现明显的症状。低龄儿童对铅尤为敏感，美国研究显示儿童血铅即使在 5 μg/L 这一曾经被认为安全的水平，其大脑的认知力和注意力都会下降。

当凶猛的铅遇到温柔的软水时，结果会怎样呢？

英国经典研究——饮软水者负铅行

早期的金属自来水管材中常常含有铅，当水质偏软偏酸时，铅会渗入到水中。在英国，软水城市的心血管疾病死亡率远高于硬水城市，有人推测自来水中的铅可能起到部分作用。

伦敦卫生学与热带医学院的克劳福德（Crawford）课题组收集了来自英国不同城市的96份晨水（过夜自来水）水样，测定其水质硬度和铅含量。他们发现，不同城市之间水质硬度相差很大，5个硬水城市的水质平均硬度是291 mg/L，5个软水城市是37 mg/L，前者几乎是后者的8倍。格拉斯哥的水质最软，硬度仅有10 mg/L，而这个城市的13份水样中有9份的铅超过0.1 mg/L，2份的铅超过

0.3 mg/L。铅是各个国家饮用水中严格限制的毒物，绝大多数国家的水质标准要求铅含量不超过0.01 mg/L。格拉斯哥的数据表明这个软水城市存在着相当大的水铅溶解问题。

随后，课题组在这些城市收集了55份肋骨样本，来自30~59岁之间的突然死亡者。其中的27份来自硬水城市，28份来自软水城市。结果发现，软水城市的肋骨中铅平均值为33.54 mg/kg，远高于硬水城市的平均值23.63 mg/kg。他们还专门比较了伦敦（典型的硬水城市）和格拉斯哥的肋骨样本中铅的分布，发现后者的铅蓄积程度明显大于前者，而且格拉斯哥的很多样本中铅的含量都高得不同寻常——超过100 mg/kg[68]。

人体内铅的分布可形象地比喻为"一条河流，两个水库"。"一条河流"是指血液循环系统，它把从环境中吸收的铅带到全身各个部位。"两个水库"中一个叫活水库，代表全身各个组织（如大脑、血液、肝、肾等），这些组织是铅产生毒性的地方；另一个叫死水库，也就是骨骼（包括牙齿），是铅以稳定的有机铅形式长期储存的地方。年轻时沉积在骨骼中的铅，如果不合理排出，可能终身都不会再排出体外，所以叫死水库。但是，如果机体代谢出现异常，如怀孕、代谢性酸中毒等情况发生时，在骨钙过度动员的同时，骨铅也会随之进入血液，再次对大脑、造血系统等造成毒害。

克劳福德课题组的研究表明：水软之地骨铅高。这意味着即使在硬水中不至于造成危害的铅浓度，在软水中也可能会对健康构成威胁。

纯净水增加铅在重要脏器的蓄积，并增强其毒性

铅是环境污染广泛的有毒重金属，它可毒害神经、造血、消化、生殖等多个系统，婴幼儿对其尤为敏感。在消化道，有毒重金属的

吸收需要与钙、镁、铁等离子竞争性地利用二价阳离子转运蛋白，因此长期饮用纯净水有可能增加外来铅的吸收。同时，纯净水也会降低机体的营养水平，影响其解毒和排毒能力，放大外来毒物的危害。

陈强等开展的饮用水干预实验为此提供了证据[69, 70]。他们将大鼠分为8组，分别饮用含铅0、50 mg/L、200 mg/L、800 mg/L的自来水以及含铅0、50 mg/L、200 mg/L、800 mg/L的纯净水，成为铅暴露量相同但饮用水质不同的4对8组大鼠，食用统一的标准饲料。干预7个月后发现有以下变化。

首先是铅的蓄积情况。4个纯净水组的血、肾、骨、肝、心、脑的铅均高于同样铅暴露量的自来水组。尤其是在水铅为0的两个对照组中，纯净水组的脑铅明显高于自来水组（如图7-5所示）。此时的铅仅来自食物本底，浓度极低，这一变化说明纯净水的铅放大效

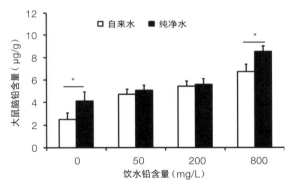

注：*表示两组间的差异具有统计学意义

图7-5　自来水和纯净水对大鼠脑铅水平的影响

应十分敏感。

接下来比较了铅的血液毒性首选指标血液锌原卟啉，结果显示，4对大鼠中也都是纯净水组高于自来水组。

最后比较了铅的敏感神经毒性指标大脑NMDA受体（全称为N-甲基-D-天冬氨酸受体），这个受体对发育期神经元回路的形成具有关键作用，被生物学家称为聪明基因受体。结果显示，4对大鼠中都是纯净水组低于自来水组。测定大鼠的空间学习记忆能力，纯净水组的确都落后于自来水组。

陈强的这项研究与克劳福德课题组的研究互相印证，强烈提示长期饮用纯净水会增加铅的吸收及蓄积，放大铅对造血系统和神经系统的毒性。这些研究警示我们：有铅暴露风险的人群，比如使用劣质水管、居住在铅污染地区（如繁华交通地带）、职业铅接触者，以及对铅敏感的人群，比如孕妇和婴幼儿，都应该避免饮用纯净水、蒸馏水等软水，以防止身体受到不知不觉的伤害。

酗酒是可怕的健康杀手，软水是它的温柔帮凶

英国人的嗜酒如命可谓是世界闻名，他们自古就有"先有教堂、酒吧，后有城镇"的说法。在英国，20世纪90年代，肝硬化死亡率的急剧增加多半归因于那段时间酒精在英国的销售量大增。还有一个引人关注的现象，肝硬化死亡率在苏格兰的上升幅度要更加明显，是因为苏格兰居民更嗜酒吗？答案恐怕不仅仅如此。曾有文献报道，即使苏格兰的酒精消费量相当于英格兰的时候，苏格兰的肝脏疾病发生率还是较高。除了丙肝病毒感染和一些社会因素，有研究者注意到又一潜在因素：英国不同地区饮水硬度有差异，苏格兰的饮水几乎都是软水。于是，豪沃思（Howarth）等学者研究了英国28个卫生当局的酒精性肝病和骨质疏松的年入院率与饮用水的硬度、酒精消费及经济水平的关系[71]。

研究发现，从地理分布上看，饮水硬度越低的地区，酒精性肝病和骨质疏松的年入院率越高。进一步分析发现，水的硬度越高，

喝出营养：
解惑饮水、矿物质与健康

肝病入院率越低；但此时若酒精消费高，肝病入院率和骨质疏松入院率都还是高。回归分析后发现，饮用软水可使肝病入院率增加5.1倍，而酗酒可使两种疾病入院率分别增加8.9倍和6.3倍。经济水平分数校正只对这些结果有轻微影响，说明软水和酗酒是这两种疾病入院率的重要危险因素。

还有两个特殊地区的数据更是支持以上结论。以伯明翰为主的22号地区的特点是软水、低酒精消费，但该地区的肝病入院率与全国平均水平持平，且骨质疏松入院率略高于全国平均水平，说明即使没有酒精的作用，软水仍对肝脏损伤有重要影响。以皮特洛赫里为主的14号地区是硬水、高酒精消费，但该地区的肝病入院率低于全国平均水平，骨质疏松入院率明显高于全国平均水平，说明硬水独立于酒精作用之外，可以作为肝的保护因子，但是不足以抵抗酒精对骨代谢的影响。

众所周知，水的硬度主要由钙盐和镁盐组成，镁缺乏正是对软水和酒精性肝病之间联系的最合理解释。对大鼠的研究表明，镁缺乏可通过增加氧化应激、加速细胞凋亡和老化而加重酒精导致的肝损伤。另外，饮酒是镁从组织中流失的重要原因，生活在软水地区的人如果酷爱饮酒，酒精导致的细胞损伤则将难以恢复。同样的道理，低钙和低镁的软水，还会加重酗酒对骨代谢的影响。

因此，如果说酗酒是可怕的健康杀手，那么在某种程度上，温柔的软水可能就是它的帮凶哦！

本篇要点

反渗透技术大规模应用

↓

人工低矿物质水（以纯净水为典型代表）

↓

直接危害：

镁等矿物质隐性饥饿

电解质紊乱，肿瘤发生风险增加

蛋白质代谢负平衡（合成少，分解多）

心血管疾病易于发生

骨骼健康受损（发育迟缓、龋齿增加、骨质疏松等）

抑郁风险增加

……

间接危害：

加大环境毒物在人体的吸收和蓄积（如增加铅的吸收和蓄积）

放大毒物的危害（如加重铅和酒精的损害）

……

第八篇

生活中的喝水困惑

第29章

关于烧水和喝水的温度

开水到底该烧几分钟？

凉白开是中国人的国民饮品，也是营养学家推荐的首选饮用水。喝烧开过的水大大降低了经水传播疾病的风险，对于全民健康水平的提升功不可没。然而，您在烧开水时是否常有纠结呢——细菌多久可以杀死？余氯几分钟可以去掉？烧水时间过长亚硝酸盐会不会增加？也有人试图通过煮沸让硬水变软，以便喝起来更加可口……烧水时间到底该怎么把握呢？

我们逐一分析下，烧水时最让人担心的几种物质——微生物、消毒副产物、亚硝酸盐、硬度的变化过程。

先看微生物。微生物（包括致病性的细菌、病毒、原虫等）都是细小的生命体，一般情况下它们招架不住沸水 100 ℃ 的高温。水只要烧开，微生物基本失去活性，除非遇到在细菌战情况下才会可能出现的耐高温微生物。

其次是消毒副产物（俗称"余氯"）。水中余氯包括加热时可挥发逸出的以三氯甲烷为主的成分，以及加热时不能挥发逸出的以卤代羟基呋喃（MX）为代表的成分，这两类物质都有致癌嫌疑，因而也最让人担忧。一项研究显示，当水接近烧开但未沸腾（99 ℃）时，三氯甲烷的浓度从原来的 43.8 μg/L 急剧升高到 177 μg/L；但如果水达到沸腾（100 ℃），其浓度可下降到99 μg/L（仍然高于原浓度）；在水持续沸腾3分钟后，其浓度可大幅度下降到8.3 μg/L，此时已经达到十分安全的水平[72]。另一项研究跟踪了MX的变化，原水中MX浓度为0.9 μg/L，但只要用电热水壶或炖锅烧开，其浓度都降到最低检测浓度0.5 μg/L以下，说明沸水对MX有很好的破坏分解作用[73]。

再来看看亚硝酸盐（它也是2B类致癌物）。如果原水含有硝酸盐的话，反复煮沸的高温缺氧环境的确可使硝酸盐还原成亚硝酸盐。有研究显示，煮沸不足3分钟，水中亚硝酸盐增加十分缓慢，但煮沸超过5分钟，亚硝酸盐会急剧增加；如果继续煮沸至10分钟，亚硝酸盐会成倍增加。另外，烧开过的水在存放3天后，亚硝酸盐是存放1天时的3.64倍。夏季高温时，亚硝酸盐会增加得更多。

最后看看水的硬度。在一项研究中，将硬度189 mg/L的自来水煮沸3分钟后，硬度可下降18%；但持续煮沸至6分钟和9分钟时，硬度也仅分别下降24.3%和28%，并无特别明显的变化[74]。水的硬度分为暂时硬度和永久硬度，煮沸对暂时硬度（碳酸氢盐硬度）的去除有一定效果，但对永久硬度（如硫酸盐硬度）是没有效果的。

烧水时上述4类物质的变化规律如图8-1所示。

因此，综合上述信息可以得到结论：**一般情况下，烧水时开盖煮沸2分钟较为合适。烧开后应加盖保存，以免空气微生物落入。凉白开的存放最好不要超过1天，以免亚硝酸盐增加。** 特殊情况下（如洪涝灾害水源受到污染），烧水沸腾时间可延长至3~5分钟。极端情况下（如有生物战发生），应改用瓶装水或其他可确认安全的饮水。

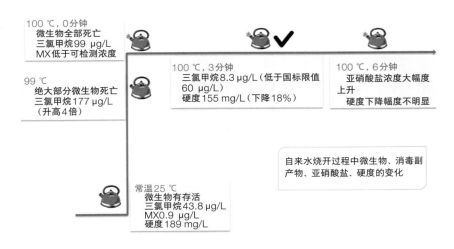

图8-1　自来水烧开过程中4类物质的动态变化

过热致癌 —— 咖啡、咖啡伴侣及热饮料致癌性的新判定

　　咖啡是世界上消费最广泛的饮料之一，它由多种不同的化合物（咖啡因、绿原酸和其他化合物）组成。咖啡的致癌性曾在1991年由国际癌症研究中心（International Agency for Research on Cancer，IARC）评估，当时根据有限的与膀胱癌相关的证据，咖啡被列为"2B类人类可疑致癌物"。

　　2016年5月，IARC组织全球的科学家对咖啡、咖啡伴侣及热饮料的致癌性进行了再次评估[75]。工作组分析了一个包含一千多项研究的大型数据库，并且更加重视对吸烟和饮酒等混杂因素的控制，结果发现：①没有一致的结论表明膀胱癌与饮用咖啡相关；②饮用咖啡与乳腺癌、胰腺癌、前列腺癌没有关联；③饮用咖啡与结直肠腺瘤、子宫内膜癌、肝癌呈负相关，即饮用咖啡多的人群上述癌症较少发生；④咖啡对预防肝纤维化和肝硬化有益；⑤咖啡具有强烈的抗氧化及促肿瘤细胞凋亡的作用。因而，工作组将咖啡的致癌性下调到"3类",即基于现有证据不能对其人类致癌性进行分类（参阅附录四）。

咖啡伴侣,俗称"奶精",主要在中东、欧洲和北美被广泛使用。热的咖啡伴侣在1991年被列为"2A类人类可能致癌物",其证据主要来自美国南部医院的食管癌病例对照研究,但未发现凉的咖啡伴侣与食管癌有关联。

最新研究表明,65 ℃以上的热水是肿瘤发生的促进因素。工作组回顾了食管癌与其他饮料饮用温度的关系,发现饮用过热的茶或其他饮料可导致食管癌的风险增加。因此新的结论是饮用过热的饮料对人致癌性证据有限,饮用不是很热的咖啡伴侣对人致癌性证据不足。

综上,过热的饮料（65 ℃以上）被列为"2A类人类可能致癌物",咖啡伴侣降级为"3类"致癌物。因此,咖啡和咖啡伴侣是安全的,没有问题,只要别喝太烫的就好。

喝水的适宜温度

对于爱喝热水的中国人而言,水温,承载着情感,当然也关乎健康。一般来说,接近体温的30~40 ℃的水温是让人舒适的喝水温度。除此之外,还有以下一些关于喝水温度的建议及理由:

（1）所有食物（包括饮水）,入口时都要避免过烫!世界卫生组织已经将65 ℃以上过热饮品列入"2A类人类可能致癌物"名单,它们可能会增加食管癌的发生风险。

（2）泡茶,尤其是绿茶,水温控制在70~80 ℃即可,这样可以最大限度地保持茶叶的生物活性。切记,待水温凉下来再入口。

（3）矿泉水,最好温饮或凉饮,以便保持水的口感和营养价值。

（4）由于自来水、瓶装水、桶装水、净水器水、冰箱里的冰块各自都有特殊的微生物隐患，在给婴幼儿冲兑奶粉时，所有水都须沸煮后降到适宜温度使用。

（5）冰水切勿过量、过急饮用。在新生代年轻人中，爱喝冰水的人越来越多。冰水少饮无妨，但长期过量饮入，容易引起血管收缩、肠胃痉挛，同时降低消化酶活性，影响食物消化，严重时可以导致腹泻。女生还有可能发生痛经，对生殖健康不利。暴热天气或剧烈运动后，如果猛喝冰水，喝的又是不含电解质的纯净水的话，很容易诱发心血管功能异常，甚至死亡。还是那句话：大渴切勿急饮，有度才能平安。

第30章

生活中如何选择小苏打水?

第五篇第21章中已有过介绍,在苏打家族三兄弟(碳酸钠、碳酸氢钠、硫代硫酸钠)中,真正具有健康价值的是小苏打(碳酸氢钠),虽然它经常被直呼为"苏打"。此外,天然来源的小苏打水较之于人工添加碳酸氢钠化学盐的水,对健康更为有益。

然而,生活中不乏这样的朋友,以为标有"苏打"的水就是好水。为了健康,他们可能会喝掉成箱的罐装"苏打水",或者在家里自制苏打水,但其结局往往是令人失望的——它们无意中被穿上"苏打"马甲的饮料给忽悠了。

这些饮料不是小苏打水

碳酸饮料:在欧美国家,人们常把碳酸饮料叫作苏打饮料,包括汽水、可乐、啤酒等。早期的碳酸饮料是通过加热碳酸氢钠产生二氧化碳而得到的气泡水,而现代的碳酸饮料大多采用加压注入二氧化碳的方式制成。碳酸饮料的共同特点是因溶入的二氧化碳在水里形成碳酸而显酸性,同时还可能含有高糖和人工添加剂。口感独特是其畅销的主要原因。

苏打水饮料:中国饮料工业协会在团体标准《苏打水饮料》(T/CBIA 001—2017)中将其界定为"以水为原料,添加碳酸氢钠调整风味,可充入二氧化碳,可添加甜味剂、酸度调节剂和食用香精等,但不添加糖的风味水饮料"。可见,其本质是人工配制饮料,碳酸氢钠是人工添加的。

家庭自制苏打水: 不少讲究生活品质的家庭会使用苏打水机或气泡水机,人们相信这些自制的"苏打水"能提神、解乏、解酒、解油腻、缓解三高……事实上,苏打水机的工作原理是用压缩气瓶将食用级二氧化碳加压溶入水中,得到的是含碳酸的水,因其含有大量气泡,会给人以凉爽口感,但自制苏打水并不含有真正有益健康的小苏打(碳酸氢钠)。这样的水并无明显的健康益处,消费者应该注意辨别。关于碳酸水,可参阅第六篇第25章的详细介绍。

怎样选择天然小苏打水 ——学会看标签

天然小苏打水,不同于在水中添加化学碳酸氢钠得到的人工苏打水,专指从地下深处自然涌出或经钻井采集的碳酸氢根-钠型水,要求其天然碳酸氢钠含量不低于340 mg/L(其中碳酸氢根不低于247 mg/L,钠不低于93 mg/L),pH不低于7.8。由于来源天然,除碳酸氢盐外,水中还会含有其他矿物离子,它们会协同发挥健康促进效应(如图8-2所示)。

项　目	指标(mg/L)
重碳酸根(HCO_3^-)	300~650
钠离子(Na^+)	125~250
可溶解性总固体	450~550
偏硼酸(HBO_2)	2~10
pH	8.5±0.5
团簇结构特征(Hz)	≤53

图8-2　国内某饮用天然小苏打水的水质成分

《中国居民膳食指南（2022）》的八条膳食准则中，第一次出现了"会看标签"四个字。这项本领对于商品饮用水的选择尤为重要。挑选天然小苏打水，可从以下两方面加以注意：

（1）标签上一定要有明确标注的水源地。

（2）标签上的4个水质参数（碳酸氢钠总量、碳酸氢根离子含量、钠离子含量、pH）要达到前面说的标准要求。

另外，由于天然小苏打水的水资源在全球都不算丰富，因此，消费者对其价格应有心理准备。

小苏打水每天喝多少？怎样喝？

天然小苏打水每天喝多少合适？建议如下：当天然小苏打水的矿化度较低（TDS不超过500 mg/L）时，完全可以作为日常饮用水长期饮用；但当其矿化度较高时，可以根据自身情况，少量多次饮用，每天总量在1 000 mL左右较为适宜。这时，需要补充其他淡水，以满足每天饮水1 500~1 700 mL的基本需求。

为防止煮沸后小苏打成分的丢失（高温下碳酸氢根离子可与钙、镁离子反应形成水垢），建议尽量凉饮或温饮。

喝出营养：
解惑饮水、矿物质与健康

第31章

夏季来临，怎样喝水安全又健康？

炎炎夏日，人们的饮水量会大大增加。高温季节微生物更易繁殖，水的卫生问题也变得格外突出。本章提出几点夏季饮水的卫生学建议，供大家参考。

不喝生水，尤其是在野外

无论是在城市还是在乡村，是居家生活还是野外劳作，切记任何情况下饮用未经处理的生水都是有致病风险的。安全第一需牢记心中。因此，夏季饮水请特别注意以下问题：

● 每天喝新烧开的水。水开盖烧开2分钟即可，烧开后应加盖放置在阴凉处以防空气中的微生物落入。

● 水杯、水具要每日彻底清洗。

● 包装饮用水（瓶装水、袋装水）打开后应尽快喝完。

● 桶装水开启后应在1周以内喝完。饮水机上的桶装水尽量不要反复烧开。

● 净水器应缩短清洗和更换滤芯的周期，最好每个月清洗1次。

● 饮水机不要放置在阳光直射的地方，因为夏季高温加上阳光照射，会使蓝绿藻滋生，对水质造成新的污染。

● 夏季也是野外游玩的好时节，凉爽的山泉水往往让人欲罢不能，急欲饮之而后快。此时需要提醒的是：野外环境中的水绝不能仅以清亮来判断安全！清澈透明的泉水中完全可能含有肉眼看不见的病原体，比如可以导致胃肠炎的空肠弯曲菌、致病性大肠杆菌、隐孢子虫卵、鞭毛虫卵等。在水源地周围活动的人、牛、羊、猪、飞鸟等的排泄物都可能造成野外水源污染。因此，野外活动时应该带上便携式净水装备和消毒药片以保饮水安全。

● 阳光充足且时间允许的话，可以采用一个简便的方法——让阳光直接晒烤水壶，直到感觉水壶烫手后再维持30分钟以上，也可起到杀菌的效果。

主动补水，让身体水分充足

水的比热容很大（可以吸收较多的热量而不致使温度明显升高），而且皮肤水分蒸发和出汗时可以带走较多热量，因此让身体拥有充足的水分是夏季体温调节所必须的。饮水不足将大大增加中暑的风险。大脑、心脏这些高度含水的器官，水化不足时其生理功能将受到严重影响。

《中国居民膳食指南（2022）》明确提出："足量饮水，少量多次。在温和气候条件下，低身体活动水平成年男性每天喝水1 700 mL，成年女性每天喝水1 500 mL。"夏季人体出汗多，对水的需求量增大。高温劳动状态下成年男性每天可能需要喝水5 L以上。有研究表明，人在口渴时已经处于微脱水状态，单凭满足口渴感的饮水只能补充机体失水量的40%~60%，因此主动补水十分重要。据军队经验，**少量、多次、定期饮水，无口渴感觉时也按时饮水，是预防热损伤和脱水的有效方法**。具体做法是：每30分钟左右饮水1次，每次100~200 mL，千万不要一次暴饮。

但下列人群也不宜过多饮水：肾脏病患者因水盐调节功能降低，不宜过量饮水；心衰患者也不宜饮水过多，会增加心肺负担；肝功能不全时白蛋白合成不足，血液渗透压降低，容易发生水肿；严重呼吸道感染患者、青光眼患者，以及其他医生嘱咐不能多喝水的情况，都需严格控制每天饮水总量。

预防中暑，不能仅靠补水

汗水含有0.3%～0.5%的氯化钠（意味着1 L汗水可带走3～5 g盐），以及多种微量元素（如钾、铁、锌、铜、铬、磷、碘等），这意味着人体大量出汗时会丢失大量的电解质和矿物质，严重时可造成脱水、电解质失衡甚至重度中暑的发生。

水中的溶解性矿物离子具有较好的人体吸收率，凉白开可以作为夏季喝水的首选。条件允许时也可饮用天然水、山泉水、矿泉水等包装饮用水。夏季喝水应尽量不选择纯净水、蒸馏水、矿物质水（矿物质水不是矿泉水，它往往只添加了极少的化学盐用于改善口感，本质上还是纯净水）等几乎不含电解质和矿物质的饮品。

特别需要强调的是，大量出汗之后的疯狂饮水，特别是**短时间内大量饮入不含矿物质的纯水，是有致命危险的**——此时容易发生低钠血症（水中毒），严重时会因脑细胞水肿而死亡。因此，即使极度口渴，也应该控制好饮水的速度和总量。慢点喝，悠着点喝！

高温时人体的基础代谢率会增加5%～10%。大量出汗不仅会失水、失盐，还会造成蛋白质分解增加以及水溶性维生素丢失。因此，**高温季节还需要适当增加蛋白质（蛋、鱼、肉、大豆等）、水果、蔬菜的摄入。**

夏季的其他补水方式

（1）咖啡和茶水：咖啡和茶水都是白水以外最为普及的饮品，它们对健康也有多种益处，只要不是过烫、过量或过浓，长期饮用不必多虑。但在夏季需要注意咖啡和茶叶的干燥冷藏，以免生霉变质。

（2）含水丰富的水果和蔬菜：夏季是水果、蔬菜的旺季。许多果蔬含水丰富，比如番茄、白菜、黄瓜、冬瓜、西瓜、葡萄、水蜜桃、梨等。它们除了可以补充人体必需的多种维生素和矿物质，还可以提供缓慢释放的水分。夏季吃水果、蔬菜多多益善。

（3）菜汤和粥类：目前中国人盐摄入普遍过量，因此不建议长期食用过咸的菜汤，即使出汗量特别大时，也仅建议食用淡盐汤（含盐量不超过0.2%）。对于一般体力消耗人群，夏季可多喝酸辣口味的菜汤以及五谷杂粮粥，以调节口味和补充水分。

（4）切忌以凉茶和饮料代替饮水：各种口感独特的祛暑饮料（凉茶、奶茶等）在南方地区很受欢迎。然而，某些凉茶中可能含有鱼腥草、朱砂莲等马兜铃科草药成分，过量食用会导致肝肾损害。有的饮料添加了很多人工化学物质（糖液、酸味剂、食用香精、化学盐等），喝多了对健康无益。

第32章

运动时的科学饮水

如今的年轻人往往热衷于健身、登山、越野、跑步甚至半程或全程马拉松比赛，其中不乏体力消耗极大的运动。比如马拉松运动，4小时可出汗2~8 L，若在高温天气全赛程出汗量可超过10 L。出汗不仅导致水分的流失，还伴随钠、钾、氯等电解质的丢失。如果不注意科学补水，有可能发生急性脱水、电解质失衡、乳酸持续堆积等情况，进而影响运动成绩，严重时可导致死亡。在运动中怎样饮水才能对体能和健康有益呢？

学会评估身体的水合状态 —— 养成看尿的习惯

水是"出色的运动增强剂"，运动时让身体处于良好的水合状态至关重要。因此，运动爱好者应该学会评估身体的水合状态。

第一篇第2章已经详细介绍了判断身体水合状态的方法，其中最直观的方法就是看尿的颜色 —— 水合正常时尿液应呈淡柠檬黄色或稻草黄色。尿液颜色过淡（几近白色）提示水合过度，有发生水中毒的风险；颜色过重（金黄、暗黄）则提示水合不足，身体可能处于脱水状态，需要立即补水。

运动之前的未雨绸缪非常重要

运动之前，应该主动让身体充分水化，并储存足量的平衡电解质及酸碱缓冲成分。

日常膳食应做到种类多样、营养平衡，尽量保证新鲜蔬菜、水果、乳类食品的供给。高强度运动之前，食物中可适当增加盐分（吃点腐乳、泡菜等含盐食品）。注意多喝水，在剧烈运动前一天的晚上、当天起床后以及运动开始前半小时分别饮水300~500 mL，以便身体得到足够的水分。

特别要注意，多饮用白开水、山泉水、矿泉水、橙汁等饮品，避免饮用纯净水、酒精、咖啡等饮料。纯净水不含任何矿物质或电解质，大量饮用可增加运动性低钠血症的发生风险；酒精和咖啡因都有利尿效果，不利于机体水化。如果在高温季节持续长时间的运动，也可提前服用口服补液盐Ⅲ来储备水和电解质。

运动中的补水 —— 少量、多次、均匀

在运动中，既要避免脱水及电解质的过多流失，也要避免过量饮水导致的致命性低钠血症的发生。

在运动中，可随身携带灌满水的水壶，每15~30分钟饮水100~200 mL，也可根据口渴感来补水，注意采取少量、多次、均匀的饮用方式，不要一次性猛喝，以免增加心脏负担。补水量应因人、因时、因地而异。例如，在高温、高湿、无风、烈日直射时，如果加上较重的携行装备，有可能使体能消耗、水和电解质的流失达到峰值，此时需要随时注意水和电解质的补充。反之，女性、年长者、体格弱小者这些容易发生水中毒的人群不可强行过量饮水，以免发生低钠血症。

如前所述，纯水不是补水的最佳选择，运动中可优先考虑运动饮料。运动饮料多是含有钠、钾、碳水化合物甚至少量蛋白质的等渗或低渗液体，既能快速补充水和电解质，又能帮助运动成绩的提高。运动持续时间较长时，补充少许咸味小吃（如榨菜、薯片、小苏打饼干）可以刺激口渴机制以便主动补水。在出汗量大、电解质丢失多的情况下，可考虑用口服补液盐来快速补充水和电解质。

运动后需要及时恢复体力

运动后，需要及时补充丢失的水分和电解质，尽快中和代谢产酸，以便恢复体力。

建议在运动结束后6小时内摄入125%~150%的所丢失液体量，也可按每减轻1 kg体重，摄入1 200~1 500 mL的液体来进行。天然小苏打水、弱碱性矿泉水有助于乳酸的中和以及水合状态的恢复，可适当饮用。橙汁、白开水、牛奶等也有较好的补水效果。膳食中可增加淡盐汤、咸味小菜（如榨菜、泡菜、腐乳、咸鱼等）、足量的新鲜果蔬和乳类食品。

此外，由于中暑和低钠血症的发生也可能会在运动后24小时内发生，因此持续密切的医学观察极其重要，一旦发现运动者出现头痛、恶心、呕吐、乏力、视力模糊、心率异常甚至昏倒等症状时，应立刻送医治疗。

最后需要强调两点，一是补水和补盐一定要同步进行，不能在饮水不足时强行补盐。在野外运动时，即使无法获取淡水，都不能直接饮用海水、酒精、尿液等补充水分，它们会加重脱水，对机体造成严重伤害。二是运动期间切忌猛喝冰水，以免增加心血管负担。

本篇要点

关于烧水的温度

- 一般情况下开盖煮沸2分钟足矣，烧开后请加盖保存。

关于喝水的温度

- 冲泡婴幼儿奶粉的水，应沸煮后降温使用。
- 超过65 ℃ 的水，常饮有致癌危险。
- 矿泉水，温饮或凉饮最佳。
- 冰水，切勿过多或过快饮用。

关于小苏打水

- 因含有其他有益矿物质，天然小苏打水比人工苏打水更加有益健康。
- 天然小苏打水专指采自地下、天然碳酸氢钠含量不低于340 mg/L（其中碳酸氢根不低于247 mg/L，钠不低于93 mg/L）、pH不低于7.8的水。

关于夏季喝水的安全和健康

- 任何情况下都不喝生水。
- 主动、少量、多次、定期饮水，是预防热损伤和脱水的有效方法。

- 短时间内过量饮水，容易发生稀释性低钠血症，有致命风险。
- 夏季应多吃含水食物，比如果蔬、菜汤等。
- 不要以各种凉茶和饮料代替饮水。

关于运动时的科学饮水
- 学会看尿的颜色，随时了解自己的水合状态。
- 运动之前让身体储备充分的水和电解质。
- 运动中少量、多次、均匀地补水，可优先考虑运动饮料，避开纯水。
- 运动后及时补水，可饮用弱碱性的天然水帮助乳酸消除和体力恢复。

第九篇

饮水安全新知

第33章

水质TDS检测，能反映什么？不能反映什么？

TDS是什么？

很多人都购买过测试水质的便携式TDS笔，认为用它可以快速得知自家的饮用水是否合格。事实如何呢？

TDS是英文total dissolved solids的简写，中文译为溶解性总固体。当水没有受到污染时，TDS主要来源于溶解在水中的无机盐（主要是钙、镁、钾、钠、铝、碳酸氢盐、氯化物、硫酸盐、硝酸盐等），因此也称为矿化度（在谈及水的天然含盐特性时，往往更偏向于用"矿化度"这个术语）。对TDS贡献最大的是无毒的钙盐和镁盐，故一般总硬度高的时候，TDS也高，但两者之间并无严格的对应关系。

我国自来水的TDS多为100~300 mg/L。通常，地下水的矿物质含量较多，其TDS也较高，有些矿泉水可高达每升数千毫克。TDS过高的水往往口感不佳，环境污染（如工厂排放的含盐污水）也可使水源的TDS异常升高，因此我国《生活饮用水卫生标准》规定饮用水的TDS不能大于1000 mg/L。经过反渗透、蒸馏、离子交换等工艺处理后的水，TDS会大幅度降低，甚至为零。

TDS能反映什么?

● TDS可以反映水中溶解性矿物质的总体水平，如上所述。

● TDS的含量会影响饮用水的口感。如果TDS极低，水是淡而无味的。TDS在50~300 mg/L时口感较好，在300~600 mg/L时口感最佳，在600~900 mg/L时口感一般，在900~1 200 mg/L时口感差，大于1 200 mg/L时多有无法接受的异味。

● TDS过高会影响涉水器具的寿命。水中TDS高于500 mg/L时，水容易结垢，器具使用时间会缩短。

● 地表水TDS过高提示可能存在化学性污染，水中含有害物质的可能性加大，具有健康风险。

● 对于含有脱盐元件（如反渗透膜、纳滤膜、超滤膜等）的净水器，当脱盐元件正常工作时，出水的TDS应该明显低于进水（原水）。当进水与出水之间的TDS变化不大时，提示脱盐元件失去脱盐能力，需要立即对净水器进行检查和处理。

TDS不能反映什么?

● 单凭TDS不能反映水中最危险的污染因子——致病微生物（如细菌、病毒、原虫等）的污染状况。

● 单凭TDS不能反映水中有毒重金属是否超标。有毒重金属的毒性阈值一般很低，水标对其要求严格，比如我国水标规定有毒重金属的限值为砷0.01 mg/L，镉0.005 mg/L，六价铬0.05 mg/L，铅0.01 mg/L，汞0.001 mg/L，硒0.01 mg/L，铊0.000 1 mg/L。这些毒物即使同时超标，它们加起来对TDS的贡献也很难大于1 mg/L，但此时的健康风险已经很大了。

● 单凭TDS不能反映水中放射性元素水平是否超标。

● 单凭TDS不能反映水中那些浓度不高但潜在毒性很大的微量有机物（如二噁英、农药、微囊藻毒素、消毒副产物等）的污染水平，因为它们对TDS的贡献甚微。

TDS检测笔可靠吗？

测定TDS的标准方法是蒸干法，即将一定量的水样在 (180 ± 3) ℃的温度下烘干后，称量其固体残渣的重量，也就是水中的TDS含量，单位是mg/L。

虽然蒸干法是测定TDS的标准方法，但其操作起来较为麻烦。为方便起见，也可用电导率来间接反映水中无机离子的含量。TDS和电导率的关系约为：

$$1 \text{ mg/L的TDS} = 2 \text{ μS/cm的电导率}.$$

便携式TDS检测笔，操作方便而快捷，但其原理是通过测量水的电导率从而间接反映出TDS，准确度较差。另外，如前所述，TDS仅能反映水质的部分性质。因此，便携检测笔的结果可作为水中矿物质含量的参考，但不能用于判断该水在微生物、核素和有毒重金属方面的安全性。

第34章

自来水蒸馒头会致癌吗？

朋友圈时常流传这条信息：自来水有氯，盖锅盖蒸馒头时，氯将全部包覆在食物上，吃了会有致癌的危险……你是否也有同样的担忧呢？本章将用数据来解答这一问题。

自来水中的氯，是什么氯？

自来水中的"氯"是对水消毒时被带入的。目前自来水的消毒方法有液氯消毒、二氧化氯消毒、紫外线消毒、臭氧消毒等，其中液氯消毒是应用最广泛的方法。液氯入水后变成氯气分子，在杀灭微生物的同时，也会与水中的有机物反应，产生多种所谓的"氯化消毒副产物"。在这些副产物中，有些是具有遗传毒性甚至致癌风险的，这也是人们的担忧所在。

氯化消毒副产物分为两大类，包括加热时可挥发出来的三氯甲烷、三溴甲烷等，还有加热时不能挥发的二氯乙酸、三氯乙酸、MX等。三氯甲烷是加热时可挥发出来的消毒副产物的主要成分，通常占比60%以上，已被国际癌症研究中心列为2B类致癌物。因此，可以将三氯甲烷视为蒸馒头时的主要致癌风险物质。

盖上锅盖蒸的馒头，吃了会致癌吗？

我们选取水中三氯甲烷的三个场景水平：一是我国《生活饮用水卫生标准》的限值0.06 mg/L，二是重庆某区自来水通常的检出水平0.03 mg/L，三是北京某区自来水的最高检出水平0.045 mg/L。采用国际通用的三氯甲烷致癌斜率因子0.031，以及国际通用的致癌风险评估模型，分别计算在这三个三氯甲烷水平下，一个体重70 kg的成年人连续70年、每天同时两个途径暴露（喝自来水的同时，还吃用同样的自来水蒸出来的馒头）的终身患癌概率[1]。结果如表9-1所示。

表9-1　成人暴露于自来水中三氯甲烷的终身患癌概率（单位：ppm）

水中三氯甲烷水平（mg/L）	饮水途径	吃蒸馒头途径	饮水和吃馒头合计
0.060（国标限值）	0.28	0.30	0.58
0.030（重庆实测水平）	0.14	0.15	0.29
0.045（北京实测水平）	0.21	0.23	0.43

无论处在任何环境，居民的癌症发生率都不可能为零。因而国际上一般将某种危险因素导致人群终身患癌概率不超过百万分之一（100万人中不超过1人患癌）认为是可接受的水平。从表9-1中可以看出，在三个自来水三氯甲烷的典型场景水平下，如果一个成年人连续70年每天又喝水又吃馒头，其终身患癌概率都低于百万分之一，在可接受水平之内。

因此，**吃用符合国家标准的自来水蒸出（盖上锅盖蒸）的馒头，**

1　终身患癌概率=[1−exp(−D*Q)]/70。D是摄入量[单位为mg/（kg·day）]，按70 kg体重计算；Q是致癌斜率因子（单位为mg/kg/day）。饮水按每日饮用1.5 L计算；蒸馒头按用水3 L、三口之家共同食用这些馒头来计算；三氯甲烷按80%食物附着率、100%胃肠道吸收率来计算。

终身患癌风险是很低的，不必过于担心。但是，鉴于自来水中消毒副产物种类有多种，建议在蒸煮食物时，最好待水充分沸腾1~2分钟，再加上盖子，这样更安全。

第35章

唯有精心呵护，才有安全的净水器

意大利养老院的启示

在意大利，虽然市政自来水是合格的，但许多人仍然选择饮用"净化设备"处理过的自来水。然而，这些设备可能会滋生细菌，有的还被发现有致病菌。养老院的老人抵抗力普遍较弱，净水器处理过的水真的适合老年人吗？

意大利的卫生专家在博洛尼亚市的19个家庭式养老院里抽取了38套自来水处理设备进行调查[76]。设备分为两种类型：一类为微滤净水器，滤膜是由聚乙烯膜（孔径0.5 μm）和粉末活性炭复合组成；另一类为反渗透净水器。经检测后发现：

在细菌总数方面，两类净水器的出水居然都比进水高，尤其是反渗透净水器。

在致病菌方面，两类净水器的进水和出水都有铜绿假单胞菌的检出，尤其是微滤净水器。

在理化指标方面，两类净水器的出水中余氯都减少了一半（为防止在输送和储存过程中滋生细菌，水中保持足够的余氯是必需的）。反渗透净水器还大大降低了出水的钠、钙、总硬度、TDS和pH，其中总硬度由进水的235 mg/L降到出水的23 mg/L，TDS由311 mg/L降到43 mg/L。

仔细观察后发现，这些养老院中的反渗透净水器使用时间都较长，且附有储水箱，非常适宜细菌繁殖和生物膜形成（如图9-1所模拟）。铜绿假单胞菌是一种典型的、容易形成生物膜的微生物，它是免疫功能不全者患病和死亡的重要原因。含有铜绿假单胞菌的水也是导致院内感染的重要途径，比如在骨髓移植病房，饮用水中的铜绿假单胞菌可通过气溶胶定殖在病人咽部并迅速滋生。

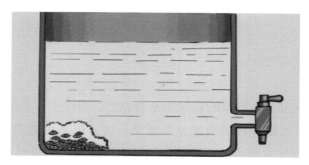

图9-1 净水器内部细菌生物膜示意图

此外，饮水矿物质是人体摄入钙和镁的长期固定来源，而且水中的矿物质比食物中的更容易被人体吸收。世界卫生组织建议净水器上应安装支路，通过调节支路将反渗透水和自来水混合，以保证水中的矿物质浓度。但这些养老院中所有反渗透净水器的支路阀门都未打开，导致出水中的矿物质浓度大幅度减少。

注重日常维护——不要让你的净水器成为"孤儿"

上述意大利的研究提醒大家，那种安装后只知使用、不被维护的"孤儿"净水器，是有健康风险的，尤其当用户为老弱病幼人群的时候。使用净水器需要特别注意以下问题：

（1）购买时及使用期间，应与供应商充分沟通，根据当地水质条件，确认滤芯和其他组件的更换周期。

（2）请供应商定期提供专业的、细致的清洗和消毒服务，特别要防止净水器内部水路中微生物膜的形成。

（3）定期进行进水和出水的卫生监测，特别是对常规细菌和致病菌的监测。

（4）对于反渗透净水器，安装前要了解当地水质情况，确认使用该设备所带来的好处大于使用该设备导致钙、镁丢失而引发的坏处。

（5）净水器应置于干净的环境，避免阳光照射，以防藻类滋生。

第36章

如何更加安全地享用包装饮用水?

现在市场上的包装饮用水可谓琳琅满目，它们在形式上有瓶装、桶装、罐装、袋装等，包装材料上有塑料、玻璃、金属、布、纸、陶瓷等，水质上有天然水、纯净水、矿泉水等。我国的《食品安全国家标准 包装饮用水》（GB 19298—2014）中有这样的定义：包装饮用水是指"密封于符合食品安全标准和相关规定的包装容器中，可供直接饮用的水"。

在包装饮用水中，瓶装水和桶装水仍然是主要的消费类型。在中国，人们习惯将瓶装水和桶装水分开称呼，而在国外，这两种水都称为瓶装水（bottled water）。在中国，桶装水还往往与饮水机配套使用。

包装饮用水可能也会检出微生物，如何防范?

包装饮用水口感好，方便易得，也被认为是非常安全的。然而，下面这项研究提示，对包装饮用水的安全性人们并不能高枕无忧。

《伊朗公共卫生杂志》报道[77]，从德黑兰零售商处购买的5个品牌共计120瓶的瓶装水中，40%的样本中异养细菌（菌落总数）高于20个单位（不超过20个单位是欧盟和伊朗规定的瓶装矿泉水中异养细菌数量的法定限值），36.7%的样本中检出铜绿假单胞菌。

铜绿假单胞菌是已被确认的食源性和水源性致病菌，可导致肠炎、肺炎、脑膜炎、皮肤炎症甚至败血症的发生。世界卫生组织明确指出铜绿假单胞菌是婴儿瓶装饮用水的危害指示菌，可造成婴儿腹泻。

铜绿假单胞菌在环境中广泛存在，对消毒剂、干燥、紫外线等有较强的抵抗力。铜绿假单胞菌与大肠菌群污染显著相关，虽然大肠菌群很容易被包装饮用水的消毒手段（如紫外线、臭氧等）杀死，但铜绿假单胞菌对这些手段具有相当的抗性，因此有可能出现在售卖的包装饮用水中。

包装饮用水的细菌污染可来源于很多环节，如水源、生产加工阶段、相关设备（瓶子、瓶盖等）、零售和存放过程中环境条件的改变（如温度增高、氧和营养物质增加）等。碳酸化或臭氧化能明显降低水中的细菌数量，因此灌瓶时可加碳酸或臭氧用以预防。

包装饮用水的包装上应标明灌装日期、保质期及生产批号，以便零售者和消费者确认包装饮用水是否新鲜。包装应密闭，以减少污染。对包装饮用水进行4 ℃以下冷藏保存，也是防止微生物生长繁殖的可行手段。

还需要特别注意，如果用包装饮用水冲兑婴幼儿奶粉，须将水煮沸消毒后使用，这样才是安全的（参阅第二篇第5章）。

包装饮用水的储存不可随意

不论是瓶装水、桶装水还是袋装水，塑料包装都是最常使用的包装方式。饮用水是人体摄入量最大的食物，只有符合国家规定的"食品级"塑料才会被允许用于饮用水的包装。常用于饮用水包装的塑料有以下几种：一是PET[1]，这是一种有保质期（约为10个月）的食品级塑料材质，用它做的瓶子也叫"宝特瓶"；二是PC[2]，这种材料抗冲击性能强，透明度好，曾经有"太空玻璃"的美称；三是LDPE[3]，它的优点是柔韧性好，密封性强。相较于玻璃材料，塑料包装具有轻便、不易破碎的优点，但也有以下一些特性需要倍加小心：

（1）塑料材料具有一定的透气性，如果储存环境中有比较明显的异味，有可能会导致塑料包装内的饮用水产生异味，给消费者带来不良体验。因此，塑料包装饮用水在储存时务必避免与有毒、有害、有气味的物品混合放置，避免异味渗透到饮用水中。

（2）塑料材料本身不耐高温和日晒，强烈的高温和光照可能会使瓶体变形，还会增加塑料材料中一些物质的溶出。因此，塑料包装饮用水应该避免长时间置于高温或日光直接照射环境。

正规的生产厂家在包装饮用水标签上都会有贮存条件的提示，零售者和消费者应多加留意。

包装饮用水的安全消费建议

在日常生活中，对于包装饮用水，我们需要注意：

（1）购买正规来源的包装饮用水，避免劣质包装材料对健康的危害。购买时还应注意生产日期，尽量选购新鲜出产的包装饮用水。

1　PET, polyethylene terephthalate的简写，聚对苯二甲酸乙二醇酯，广泛用于食品和饮料包装。

2　PC, polycarbonate的简写，聚碳酸酯，由双酚A和碳酸二苯酯反应而得，广泛用于食品和饮料包装。

3　LDPE, low density polyethylene的简写，低密度聚乙烯。

（2）无论是何种包装材料，存放时都要避开高温和日晒，比如夏季的露天广场、冬季的暖气片、汽车驾驶室、阳光直射的窗台等。同时，还须远离有异味的污染环境。

（3）塑料包装饮用水不宜用原包装直接加热饮用；不能将用过的塑料空瓶当作热水杯反复使用；也不要将用过的塑料瓶用来盛装酱油、醋、食用油等液体食品，尤其不要盛放热的、油类食品。

（4）包装饮用水开封后应尽快饮用完，尤其是在夏天。

（5）请将包装饮用水和饮水机置于阴凉处，因为阳光容易使藻类繁殖，对水产生新的污染。此外，请定期对饮水机进行彻底的清洗和消毒，特别要注意对饮水机内部水路系统的清洗。

第37章

乡村井水的安全——谨防硝酸盐污染

回归乡村，是当今厌倦了城市生活的人们的梦想。常见有乡居朋友开荒凿井，不亦乐乎。也有人听说某山泉可以返老还童，不惜远道而求之……然而，乡村之水可能有我们未曾料到的安全问题，比如硝酸盐，就常常出现在井水之中。

硝酸盐、亚硝酸盐、亚硝胺的关系

说到硝酸盐，就离不开亚硝酸盐，还有致癌物亚硝胺。这三者到底是什么关系呢？

水体中，来自腐败的动植物或者人畜粪便的含氮有机物，在自然分解后逐步矿化为氨，氨在有氧环境中可氧化为亚硝酸盐，并进一步氧化为硝酸盐。硝酸盐比较稳定，但**在缺氧环境下（如水被反复烧开后）某些还原菌会活跃起来，将硝酸盐反硝化成亚硝酸盐。亚硝酸盐进入人体后，在胃中遇到蛋白质分解产物仲胺、叔胺等，就可形成具有致癌嫌疑的N-亚硝胺**，此时会增加胃癌等肿瘤的发生风险。

如果是婴儿遇到硝酸盐含量高的水，则有发生高铁血红蛋白血症（又称"蓝婴综合征"）的可能性。

蓝婴综合征

早在1945年，美国就报道了饮用水中硝酸盐过高引起的疾病——蓝婴综合征，患者主要是6个月以下的婴儿，其临床表现为呼吸困难，身体一些部位因缺氧而呈现蓝色或淡紫色（如图9-2所示），严重时会失去知觉甚至死亡。蓝婴综合征的发现引起人们对水中硝酸盐的极大关注，目前饮用水中硝酸盐的标准限值为 10 mg/L，就是为了避免蓝婴综合征的出现[78]。德国的婴幼儿食用水除了规定硝酸盐的限值 ≤ 10 mg/L，还规定亚硝酸盐的限值 ≤ 0.02 mg/L。

成年人的胃酸多，胃里不容易有细菌存活。但**婴幼儿的胃酸相对较少，细菌容易在其胃里繁殖**。婴幼儿如果摄入大量硝酸盐，在胃细菌的作用下，硝酸盐有可能还原为亚硝酸盐，而亚硝酸盐具有较强的氧化能力，可将血红蛋白中的二价铁氧化成三价铁，从而形成高铁血红蛋白，高铁血红蛋白与氧结合紧密不易将其释放，导致机体缺氧。当高铁血红蛋白水平超过10%时，可能会危及生命。

对于**婴幼儿，接触硝酸盐的唯一途径就是饮水**——往往是在用水冲兑奶粉时发生这种情况。因此使用井水的家庭在喂养婴幼儿时

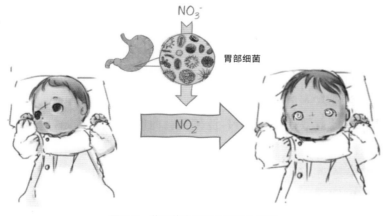

图9-2　蓝婴综合征患儿的发生原因

喝出营养：
解惑饮水、矿物质与健康

要特别注意水质的安全，确认没有硝酸盐污染。另外，对于城市家庭，长期存放的桶装水也存在类似的健康风险。有研究发现，在气温最高的7月份，将桶装水在饮水机上放置20天，亚硝酸盐含量大大增加；反复加热也会使亚硝酸盐含量超过水标限值。因此有宝宝的家庭一定要注意水质的新鲜。

高铁血红蛋白血症并非婴幼儿独有，当成年人摄入大量硝酸盐时也有可能发生高铁血红蛋白血症。可怕的是，大脑皮层对缺氧非常敏感，无论对于婴幼儿还是成年人，高铁血红蛋白血症都可能造成永久性的损害。

成年人接触硝酸盐的途径不止饮用水，对于成年人，以下情况都需特别警惕：

- 如果水源中硝酸盐含量高，这样的水又被长期储存后再饮用，这种情况下容易发生中毒。此时水中溶解氧低，微生物易将硝酸盐还原成亚硝酸盐。因此，**井水也要喝新鲜的**。
- 食用不新鲜的蔬菜或蔬菜汁，或食用未彻底加热的隔夜剩菜时要小心。此时蔬菜中的微生物会将硝酸盐还原成亚硝酸盐。含硝酸盐高的蔬菜有菠菜、芹菜、大白菜、小白菜、圆白菜、莴苣、韭菜、甜菜、菜花、萝卜叶、灰菜、芥菜等。**尽量不要食用这些蔬菜的隔夜剩菜或菜汁，如果不得已要食用，食用前应该彻底加热灭菌。**
- 食用腌肉、红肉、加工肉、罐头肉时要警惕，因为它们常用亚硝酸盐作为防腐剂和发色剂。

水中硝酸盐增加癌症风险，吸烟会助纣为虐

硝酸盐与胃癌、膀胱癌、甲状腺功能异常、出生缺陷等都有一定关系，其中最引人关注的还是肿瘤。2010年国际癌症研究中心将硝酸盐和亚硝酸盐列为了2A类人类可能致癌物。那么，硝酸盐、亚硝酸盐、亚硝胺类物质为什么与肿瘤有关系呢？

人体内存在多处将硝酸盐转化为亚硝酸盐的适宜环境，主要是**在胃肠道、口腔、膀胱这些地方，还原性细菌往往十分活跃**。例如，在胃肠道，硝酸盐在肠道菌的作用下还原成亚硝酸盐，如果此时恰好遇上蛋白质分解产物 —— 生物胺类（仲胺、叔胺、季胺等），它们就会联手形成内源性亚硝胺类化合物，而亚硝胺类化合物已经被高度怀疑是消化道肿瘤的启动因子。

尿道和膀胱也是细菌好生之地，因此硝酸盐可能是膀胱癌的诱发原因。一项针对挪威34 708名绝经期妇女的前瞻性流行病学研究发现，如果水中硝酸盐大于15 mg/L，连续饮用此种水超过4年的妇女，其膀胱癌发生风险会比饮用无硝酸盐的水的妇女升高1.62倍。当水中的硝酸盐浓度相同时，吸烟者的膀胱癌发生风险比不吸烟者高3.5倍。该研究排除了食物中硝酸盐的影响，确认饮用水中的硝酸盐是这些妇女患膀胱癌的主要关联因素[79]。

水井的卫生防护建议

硝酸盐污染最常发生在农村分散水井或私人水井，农田化肥溢流、人畜粪便渗漏、污水溢漏等是硝酸盐污染的主要原因。因此，以井水为饮用水源时，请特别注意以下问题：

（1）水井周围应该设立50米以上的安全距离，50米之内不得有任何污染源（如污水、垃圾、人畜粪便等），也不得有产生污染的活动（如饲养家禽家畜、儿童玩耍、配制农药等）。

（2）水井要有严格的卫生防护措施，比如修筑围栏，配备公用取水设备，委派专人管理。

（3）水井应常规配备饮用水消毒剂和简易余氯测定计，日常对井水进行定期消毒处理，保证井水的余氯量不低于0.3 mg/L。

（4）有多个水井时，为减少污染风险，建议**分塘取水**，也就是将水质最好的水井作为食用水井，并予以重点保护，其余的用于洗菜、洗衣等。如果只有一个水井可用，则建议**分时取水**，即在最安全的时间（如清晨）取水用于饮食，其余时间用作其他用途。

（5）如果新开水井，选址应在地下水流的上游，同时远离农田及其他污染源。新开水井后，需要对周围环境和井水做一次彻底消毒，方能投入使用。第一次井水消毒可以采用大剂量的"休克消毒法"，即消毒剂的使用剂量为平时用量的5~10倍，并维持足够长的消毒时间（作用30分钟以上）。消毒后的井水，经水质卫生检验合格方可长期饮用。

（6）为避免长时间储存后水中的硝酸盐还原为亚硝酸盐，请尽量饮用新鲜的井水。

本篇要点

水质TDS检测，能反映什么？不能反映什么？

- 可以反映水中溶解性矿物质的总体水平，可以影响饮用水的口感，可以反映指示净水器的脱盐膜元件是否处于正常状态。

- 不能反映致病微生物的污染，不能反映有毒重金属是否超标；不能反映微量有机物的污染水平，不能反映核污染水平。

用自来水蒸馒头，吃了会致癌吗？

- 用达标的自来水盖上锅盖后蒸出的馒头，即使每天吃，持续70年，终身患癌风险都在可接受范围，完全不必担心。

关于家用净水器

- 无论是活性炭净水器，还是反渗透净水器，长时间使用后都可能有生物膜形成，进水和出水都可能有微生物检出。因此，定期清洗消毒特别重要。

- 反渗透净水器可导致水中矿物质减少，使用户失去获得钙、镁的重要来源。

关于包装饮用水

- 某些包装饮用水也会有致病菌检出，用于冲泡奶粉的水应煮沸后再使用。

- 塑料具有一定透气性，塑料包装饮用水储存时请避开有毒、有害、有异味的环境。

喝出营养：
解惑饮水、矿物质与健康

- 高温日晒会增加包装材质中有害成分的释放，包装饮用水储存时请避开阳光直射和高温环境。

乡村井水的安全 —— 硝酸盐

- 乡村井水容易受到硝酸盐污染。
- 硝酸盐在特定环境下可还原为亚硝酸盐，比如反复烧开过的水中、婴儿的胃里。
- 亚硝酸盐在成人胃里可与胺类物质形成致癌性亚硝胺，增加胃癌的发生风险。
- 亚硝酸盐进入婴儿血液后，有可能引起高铁血红蛋白血症（又称"蓝婴综合征"）。
- 井水不宜长期储存后再饮用。

结束语

在我们每天摄入的几十种食物中，唯有水是不可缺少、也不可替代的。水，每时每刻都支撑着我们的生命，滋润着我们的健康。

世界卫生组织首任总干事布罗克·奇泽姆（Brock Chisholm）博士在其牵头的世界卫生组织《组织法》中，对健康的定义是这样的：健康，应是一种完全的身体、精神和社会的福祉状态，而不仅仅是没有疾病或虚弱。显然，"健康"应该是一种高于"安全"的、良好而积极的生命形态。

如今，安全饮用水的保障技术已经十分成熟，而且还在不断发展。除了混凝、沉淀、过滤、消毒等传统工艺，近年来发展的活性炭吸附、臭氧氧化、紫外线、电渗析、离子交换、膜技术等也被广泛使用，特别是反渗透技术，可以使饮用水的安全达到极致——除了水分子，其他物质皆荡然无存。无疑，安全饮用水给人类带来了巨大的福祉，包括寿命的延长和生活质量的提升。自来水系统也被誉为人类20世纪伟大的发明之一。

然而，今天的人类，已经对生命质量有了更高的渴望——那就是要活得更加健康。对于我们每天摄取量最大的食物——饮用水，如果仅仅只求它安全，至少在生物学上不是一个好选择。如果止步于以安全为目标，对饮用水水质的肆意剥夺行为将无法停止。

人类心血管、骨骼、免疫等功能的维持少不了水中的矿物质。失去矿物质的饮用水对人类健康是有风险的，对东方膳食结构的中国人而言，长期影响更为严重。本书例举了大量研究数据对此进行诠释，希望对读者有所裨益。

《科学》（*Science*）杂志曾经写道：Water, the softest in nature, the hardest in science（水，自然界之最软物质，科学界之最硬骨头）。在多年对水的研究过程中，我们深深感受到，一眼及底的水，实则蕴藏着无穷的奥秘。可以说，每一次对水的新认知，都增加了我们对水的敬畏之心。

饮用水的健康密码，值得我们终生不懈地去发现，去解读。

附录一　常见的富钙食物

食物种类	钙含量	食物种类	钙含量	食物种类	钙含量
虾皮	2 000	胡萝卜（脱水）	458	梭子蟹	280
香菜（脱水）	1 723	草鱼（熏）	448	杏仁（干）	266
灰灰菜（干）	1 489	豆腐干	447	鲍鱼	266
海参（干）	1 483	带鱼（切段）	431	鸡蛋黄粉	266
海带（干）	1 177	菠菜（脱水）	411	黑豆	250
全鸡蛋粉	954	河虾	403	海带（浸泡）	241
裙带菜（干）	947	黄豆	367	青豆	240
白菜（脱水）	908	无花果（干）	363	豆腐皮	239
芝麻酱	870	洋葱（脱水）	351	小萝卜缨	238
干奶酪	799	胡萝卜缨（鲜）	350	西瓜籽	237
黑芝麻	780	带皮芸豆	349	南瓜籽	235
发菜（干）	767	银耳	330	芥菜	230
海螺肉	722	榛子仁	316	苦菜	230
凤尾鱼（熟）	665	千张	313	蚕豆（烤）	229
白芝麻	620	虾酱	308	豆腐丝	220
鲮鱼（罐头）	598	紫菜	302	武昌鱼	211
奶豆腐	597	黄花菜（鲜）	301	麸皮	206
油菜（脱水）	596	泥鳅	299	毛豆	204
虾仁	555	荠菜	294	牛奶	100~120
沙丁鱼（罐头）	540	花生仁	284	酸奶	118

注：（1）数字代表100 g可食部分中钙的毫克数。

　　（2）我国自来水含钙量的中位数为40.0 mg/L。

　　（3）我国瓶装水含钙量的中位数为38.9 mg/L。

附录二　常见的富镁食物

食物种类	镁含量	食物种类	镁含量	食物种类	镁含量
海苔(干)	1 257	墨鱼(干)	359	莲子（干）	242
海参(干)	1 047	鲍鱼	352	虾米（海米）	236
裙带菜	1 022	虾皮	347	白菜（脱水）	219
海盐	1 000	桑葚（干）	332	黄豆	211
海螺肉（干）	783	芝麻酱	320	鹰嘴豆	210
腰果	595	丁香鱼(干)	319	花生	208
松子仁(生)	567	山核桃(干)	306	白芝麻	202
榛子(炒)	502	蛏干	303	苋菜（红）	200
灰灰菜（干）	468	香榧	291	核桃	185
紫菜	460	黑芝麻	290	苋菜（绿）	160
西瓜子(炒)	448	葵花籽仁	287	荠菜	150
可可粉	420	杏仁（干）	286	蘑菇（干）	140
螺旋藻	402	地衣（水浸）	275	小米粥	110
胡麻子	389	香菜（脱水）	269	白豆腐	110
麸皮	382	荞麦	258	红高粱	100
南瓜籽（炒）	376	黑豆	243	红葡萄酒	24

注：（1）数字代表100 g可食部分中镁的毫克数。
　　（2）我国自来水含镁量的中位数为9.5 mg/L。
　　（3）我国瓶装水含镁量的中位数为9.4 mg/L。

喝出营养：
解惑饮水、矿物质与健康

附录三　常见的高草酸食物

食物种类	草酸含量	食物种类	草酸含量	食物种类	草酸含量
欧芹	1 700	干黄花菜	545	绿豆芽	147
坚叶菠菜	1 333	香椿	514	小白菜	133
折耳根	1 150	豆腐	275	绿葱	115
红苋菜	1 142	山芹菜	222	油菜	105
蕹菜（空心菜）	691	薄荷	188	黄秋葵	104
甜菜	675	韭菜	162	香菜	104
圆叶菠菜	606	蒜苗	151	西芹	100

注：（1）数字代表100 g可食部分中草酸的毫克数。

（2）草酸的过量摄入是草酸钙结石的主要诱因，草酸的摄入量以每日不超过60 mg为宜。总体上，食物的草酸分布有以下规律：

①豆类、粗粮、坚果的草酸含量相对较高。

②种子皮中含量较高，种子发芽后含量降低，比如大豆芽的草酸含量低于大豆。

③发酵可以去除大部分草酸，比如腐乳、纳豆的草酸含量低于其发酵之前。

④焯水可以去除大约50%的草酸，但是像菠菜这种草酸含量特别高的食物，焯水过后草酸含量仍然很高，每次食用的总量最好控制在300 g以内。

附录四 国际癌症研究中心的致癌物分类依据

分类	定性	人类致癌证据	动物致癌证据	致癌机制	与饮用水相关的因素
1类	人类致癌物	有充分证据	有或无	有	砷，六价铬，二噁英，甲醛等
2A类	人类可能致癌物	有限	证据足够	有	铅，硝酸盐和亚硝酸盐（在有内源性亚硝化发生的条件下的摄入），65 ℃以上饮品等
2B类	人类可疑致癌物	有限	有	无	锑，汞，微囊藻毒素，溴酸盐，三氯甲烷，卤代羟基呋喃（MX）等
3类	尚无定论	无足够的人类和动物致癌证据，也无致癌机制研究			咖啡，咖啡伴侣等
4类	非致癌物	根据现有资料足以认定为非致癌物			—

注：世界卫生组织下属的国际癌症研究中心根据人类致癌性资料（流行病学调查和病例报告）和实验动物致癌性资料，将人类接触到的致癌因子分成上述5组（类）。

参考文献

[1] 李清亚, 张松, 祝扬, 等. 不同年龄及性别国人体脂和总体水分含量的测量分析[J]. 解放军预防医学杂志, 2007, 25(6): 412-415.

[2] MAUGHAN R J, WATSON P, CORDERY P A, et al. A randomized trial to assess the potential of different beverages to affect hydration status: development of a beverage hydration index[J]. American Journal of Clinical Nutrition, 2016, 103(3):717-723.

[3] BATMANGHELIDJ F. Water: for Health, for Healing, for Life[M]. New York: Warner Books, 2003.

[4] WATSON P, WHALE A, MEARS S A, et al. Mild hypohydration increases the frequency of driver errors during a prolonged, monotonous driving task[J]. Physiology & Behavior, 2015, 147:313-318.

[5] HAGHIGHATDOOST F, FEIZI A, ESMAILLZADEH A, et al. Drinking plain water is associated with decreased risk of depression and anxiety in adults: results from a large cross-sectional study[J]. World Journal of Psychiatry, 2018, 8(3):88-96.

[6] LI T, SU T, HE Y G, et al. Brain formaldehyde is related to water intake behavior[J]. Aging and Disease, 2016, 7(5):561-584.

[7] EDMONDS C J, JEFFES B. Does having a drink help you think? 6-7-Year-old children show improvements in cognitive performance

from baseline to test after having a drink of water[J]. Appetite, 2009, 53(3):469-472.

[8] 唐闻佳, 李晨琰. "上海市居民膳食与健康状况监测结果"出炉, 五大问题你中招了没? [EB/OL]. (2018-05-12)[2022-11-22]. http://wenhui.whb.cn/zhuzhan/yiliao/20180512/197763.html.

[9] WORKINGER J L, DOYLE R P, BORTZ J. Challenges in the diagnosis of magnesium status[J]. Nutrients, 2018, 10(9):1202-1224.

[10] 世界卫生组织. 饮用水中的营养素[M]. 马冠生, 张娜, 译. 北京: 人民卫生出版社, 2017.

[11] 常继乐, 王宇. 中国居民营养与健康状况监测2010-2013年综合报告[M]. 北京: 北京大学医学出版社, 2016.

[12] 舒为群. 喝水补钙, 最天然长久[N]. 健康报, 2019-02-22(4).

[13] SHEIKH M S, SANTA ANA C A, NICAR M J, et al. Gastrointestinal absorption of calcium from milk and calcium salts[J]. New England Journal of Medicine, 1987, 317(9):532-536.

[14] ANDERSON J J, KRUSZKA B, DELANEY J A, et al. Calcium intake from diet and supplements and the risk of coronary artery calcification and its progression among older adults: 10-year follow-up of the Multi-Ethnic Study of Atherosclerosis (MESA)[J]. Journal of the American Heart Association, 2016, 5(10):e003815.

[15] KOUSA A, HAVULINNA A S, MOLTCHANOVA E, et al. Calcium:magnesium ratio in local groundwater and incidence of acute myocardial infarction among males in rural Finland[J]. Environmental Health Perspectives, 2006, 114(5):730-734.

[16] ROSANOFF A, DAI Q, SHAPSES S A. Essential nutrient interactions: Does low or suboptimal magnesium status interact with vitamin D and/or calcium status?[J]. Advances in Nutrition, 2016, 7(1):25-

43.

[17] 徐安伟, 曾惠, 郑传芬, 等. 市售瓶装天然矿泉水矿化度分布及其对居民钙镁参考摄入量贡献率分析[J]. 给水排水, 2017, 43(10):13-17.

[18] 塞利纳斯, 阿洛韦, 森特诺, 等. 医学地质学: 自然环境对公共健康的影响[M]. 郑宝山, 肖唐付, 李社红, 等译. 北京: 科学出版社, 2009.

[19] CATLING L A, ABUBAKAR I, LAKE I R, et al. A systematic review of analytical observational studies investigating the association between cardiovascular disease and drinking water hardness[J]. Journal of Water and Health, 2008, 6(4):433-442.

[20] JIANG L, HE P C, CHEN J Y, et al. Magnesium levels in drinking water and coronary heart disease mortality risk: a meta-analysis[J]. Nutrients, 2016, 8(1):5-11.

[21] GIANFREDI V, BRAGAZZI N L, NUCCI D, et al. Cardiovascular diseases and hard drinking waters: implications from a systematic review with meta-analysis of case-control studies[J]. Journal of Water and Health, 2017, 15(1):31-40.

[22] POURSAFA P, KELISHADI R, AMIN M M, et al. First report on the association of drinking water hardness and endothelial function in children and adolescents[J]. Archives of Medical Science, 2014, 10(4):746-751.

[23] RAPANT S, CVECKOVA V, FAJCIKOVA K, et al. Hard water, more elastic arteries: a case study from Krupina District, Slovakia[J]. International Journal of Environmental Research and Public Health, 2019, 16(9):1521-1534.

[24] NASER A M, RAHMAN M, UNICOMB L, et al. Drinking water salinity, urinary macro-mineral excretions, and blood pressure in the southwest coastal population of Bangladesh[J]. Journal of the Ameri-

can Heart Association, 2019, 8(9):e012007.

[25] VANNUCCI L, FOSSI C, QUATTRINI S, et al. Calcium intake in bone health: a focus on calcium-rich mineral waters[J]. Nutrients, 2018, 10(12):1930-1941.

[26] YANI R W E, PALUPI R, BRAMANTORO T, et al. Analysis of calcium levels in groundwater and dental caries in the coastal population of an archipelago country[J]. Open Access Macedonian Journal of Medical Sciences, 2019, 7(1):134-138.

[27] KUNUTSOR S K, WHITEHOUSE M R, BLOM A W, et al. Low serum magnesium levels are associated with increased risk of fractures: a long-term prospective cohort study[J]. European Journal of Epidemiology, 2017, 32(7):593-603.

[28] ROSBORG I. Drinking water minerals and mineral balance: importance, health significance, safety preventions[M]. Switzerland: Springer International Publishing, 2015.

[29] ZENG C, WEI J, TERKELTAUB R, et al. Dose-response relationship between lower serum magnesium level and higher prevalence of knee chondrocalcinosis[J]. Arthritis Research & Therapy, 2017, 19(1):236-247.

[30] DAHL C, SOGAARD A J, TELL G S, et al. Population data on calcium in drinking water and hip fracture: An association may depend on other minerals in water. A NOREPOS study[J]. Bone, 2015, 81:292-299.

[31] 徐安伟, 曾惠, 黄玉晶, 等. 5种饮水对发育期大鼠骨代谢、骨微结构及骨强度影响的比较研究[J]. 第三军医大学学报, 2017, 39(11):1075-1080.

[32] YANG Y, DENG Y, WANG Y, et al. Major geogenic factors controlling geographical clustering of urolithiasis in China[J]. Science of

the Total Environment, 2016, 571:1164-1171.

[33] 邹胜章, 朱丹尼, 周长松, 等. 健康饮用岩溶水[J]. 中国矿业, 2018, 27(S2):290-292.

[34] 王琦, 李荫田, 叶成通, 等. 饮用水与上尿路结石的关系[J]. 大连医科大学学报, 2005, 27(3):189-190.

[35] SCHWARTZ B F, SCHENKMAN N S, BRUCE J E, et al. Calcium nephrolithiasis: effect of water hardness on urinary electrolytes[J]. Urology, 2002, 60(1):23-27.

[36] SIENER R, JAHNEN A, HESSE A. Influence of a mineral water rich in calcium, magnesium and bicarbonate on urine composition and the risk of calcium oxalate crystallization[J]. European Journal of Clinical Nutrition, 2004, 58(2):270-276.

[37] KITAGAWA Y, LIU C, DING X. The influence of natural mineral water on aquaporin water permeability and human natural killer cell activity[J]. Biochemical and Biophysical Research Communications, 2011, 409(1):40-45.

[38] LOTSCHER J, MARTI I L A A, KIRCHHAMMER N, et al. Magnesium sensing via LFA-1 regulates CD8(+) T cell effector function[J]. Cell, 2022, 185(4):585-602.

[39] NRIAGU J, DARROUDI F, SHOMAR B. Health effects of desalinated water: role of electrolyte disturbance in cancer development[J]. Environmental Research, 2016, 150:191-204.

[40] RAPANT S, CVECKOVA V, FAJCIKOVA K, et al. Chemical composition of groundwater/drinking water and oncological disease mortality in Slovak Republic[J]. Environmental Geochemistry and Health, 2017, 39(1):191-208.

[41] FLUEGGE K. Community water fluoridation predicts increase in

age-adjusted incidence and prevalence of diabetes in 22 states from 2005 and 2010[J]. Journal of Water and Health, 2016, 14(5):864-877.

[42] 金纳里, 阿德罗格, 加拉, 等. 酸碱失衡及治疗[M]. 谢鹏雁, 译. 北京: 科学出版社, 2009.

[43] ADEVA M M, SOUTO G. Diet-induced metabolic acidosis[J]. Clinical Nutrition, 2011, 30(4):416-421.

[44] 江元汝. 化学与健康[M]. 北京: 科学出版社, 2009.

[45] 黄玉晶, 王佳, 舒为群. 潜在肾脏酸负荷值在评估饮水健康效应中的应用及评价[J]. 中华预防医学杂志, 2020, 54(6):634-637.

[46] 立本英机, 安部郁夫. 活性炭的应用技术——其维持管理及存在的问题[M]. 高尚愚, 译. 南京: 东南大学出版社, 2002.

[47] WYNN E, KRIEG M A, AESCHLIMANN J M, et al. Alkaline mineral water lowers bone resorption even in calcium sufficiency: alkaline mineral water and bone metabolism[J]. Bone, 2009, 44(1):120-124.

[48] LUFT F C, STEINBERG H, GANTEN U, et al. Effect of sodium chloride and sodium bicarbonate on blood pressure in stroke-prone spontaneously hypertensive rats[J]. Clinical Science, 1988, 74(6):577-585.

[49] COSTA-VIEIRA D, MONTEIRO R, MARTINS M J. Metabolic syndrome features: Is there a modulation role by mineral water consumption? A review[J]. Nutrients, 2019, 11(5):1141-1180.

[50] TOXQUI L, VAQUERO M P. An intervention with mineral water decreases cardiometabolic risk biomarkers. A crossover, randomised, controlled trial with two mineral waters in moderately hypercholesterolaemic adults[J]. Nutrients, 2016, 8(7):400-411.

[51] CHYCKI J, KURYLAS A, MASZCZYK A, et al. Alkaline water improves exercise-induced metabolic acidosis and enhances anaerobic

exercise performance in combat sport athletes[J]. PloS One, 2018, 13(11):e0205708.

[52] MASZCZYK A, ANNA K, TOMASZ Z, et al. Anaerobic performance and acid-base balance in basketball players after the consumption of highly alkaline water[J]. International Journal of Food and Nutritional Science, 2018, 5(1):134-139.

[53] TAN Y, XU A, QIU Z, et al. Drinking natural mineral water maintains bone health in young rats with metabolic acidosis[J]. Frontiers in Nutrition, 2022, 9:813202.

[54] KESSING L V, GERDS T A , KNUDSEN N N, et al. Association of lithium in drinking water with the incidence of dementia[J]. JAMA Psychiatry, 2017, 74(10):1005-1010.

[55] 王钜玲，金永堂.锂在环境中的分布及其对中枢神经系统影响的研究进展[J].中华预防医学杂志，2022，56(3):233-239.

[56] CUOMO R, SARNELLI G, SAVARESE M F, et al. Carbonated beverages and gastrointestinal system:between myth and reality[J]. Nutrition, Metabolism & Cardiovascular Diseases，2009，19(10):683-689.

[57] WHO. Rolling revision of the WHO guidelines for drinking water: health risks from drinking demineralised water[M]. Geneva: WHO, 2004.

[58] SEDLAK D L. The unintended consequences of the reverse osmosis revolution[J]. Environmental Science & Technology, 2019, 53(8):3999-4000.

[59] 毛君娜，费军良，周密康，等.嵊泗列岛居民饮用海水淡化水与冠心病患病关系[J].中国预防医学杂志,2021,11(3):235-238.

[60] SHLEZINGER M, AMITAI Y, GOLDENBERG I, et al. Desalinated seawater supply and all-cause mortality in hospitalized acute myocar-

dial infarction patients from the Acute Coronary Syndrome Israeli Survey 2002-2013[J]. International Journal of Cardiology, 2016, 220:544-550.

[61] GUPTA E S, SHETH S P, GANJIWALE J D. Association of vitamin b12 deficiency and use of reverse osmosis processed water for drinking: a cross-sectional study from Western India[J]. Journal of Clinical and Diagnostic Research, 2016, 10(5):OC37-40.

[62] 舒为群, 赵清, 李国平, 等. 长期饮用纯净水、净化水、自来水的大鼠血清矿物元素水平比较[J]. 第三军医大学学报, 2011, 23(11):1267-1271.

[63] LUO J H, ZHAO Q, ZHANG L, et al. The consumption of low-mineral bottled water increases the risk of cardiovascular disease: an experimental study of rabbits and young men[J]. International Journal of Cardiology, 2013, 168(4):4454-4456.

[64] 黄玉晶, 兰兰, 鄢庆波, 等. 重庆市某城区中小学校供饮用水矿物质含量及肾脏酸负荷调查与分析[J]. 中华预防医学杂志, 2015, 49(10):930-932.

[65] HUANG Y, MA X, TAN Y, et al. Consumption of very low mineral water is associated with lower bone mineral content in children[J]. Journal of Nutrition, 2019, 149(11):1994-2000.

[66] HUANG Y, TAN Y, WANG L, et al. Consumption of very low-mineral water may threaten cardiovascular health by increasing homocysteine in children[J]. Frontiers in Nutrition, 2023, 10: 1133488.

[67] HUANG Y, WANG J, TAN Y, et al. Low-mineral direct drinking water in school may retard height growth and increase dental caries in schoolchildren in China[J]. Environment International, 2018, 115:104-109.

[68] CRAWFORD M D, CLAYTON D G. Lead in bones and drinking water in towns with hard and soft water[J]. British Medical Journal,

1973, 2(5857):21-23.

[69] 陈强, 舒为群, 曾惠, 等. 长期饮用纯净水对大鼠脏器及组织铅蓄积的影响
[J]. 环境与健康杂志, 2008, 25(5):377-380.

[70] 陈强, 舒为群, 曾惠, 等. 长期饮用纯净水加重铅对大鼠海马NMDA受体
以及空间学习记忆能力的抑制[J]. 中华预防医学杂志, 2008, 42(6):431-
437.

[71] HOWARTH M, RIVA A, MARKS P, et al. Association of water soft-
ness and heavy alcohol consumption with higher hospital admission
rates for alcoholic liver disease[J]. Alcohol and Alcoholism, 2012,
47(6):688-696.

[72] KRASNER S W, WRIGHT J M. The effect of boiling water on dis-
infection by-product exposure[J]. Water Research, 2005, 39(5):855-
864.

[73] CARRASCO-TURIGAS G, VILLANUEVA C M, GONI F, et al.
The effect of different boiling and filtering devices on the concentra-
tion of disinfection by-products in tap water[J]. Journal of Environ-
mental and Public Health, 2013, 2013:959480.

[74] 曾龙浩. 通过持续煮沸对高硬度自来水软化效果的研究[J]. 广州化工,
2017, 45(13):82-84.

[75] LOOMIS D, GUYTON K Z, GROSSE Y, et al. Carcinogenicity of
drinking coffee, mate, and very hot beverages[J]. Lancet Oncology,
2016, 17(7):877-878.

[76] SACCHETTI R, DE LUCA G, GUBERTI E, et al. Quality of drink-
ing water treated at point of use in residential healthcare facilities for
the elderly[J]. International Journal of Environmental Research and
Public Health, 2015, 12(9):11163-11177.

[77] MOHAMMADI K M, ALIMOHAMMADI M, NABIZADEH N

R, et al. Pseudomonas aeruginosa and heterotrophic bacteria count in bottled waters in Iran[J]. Iranian Journal of Public Health, 2015, 44(11):1514-1519.

[78] WARD M H, JONES R R, BRENDER J D, et al. Drinking water nitrate and human health: an updated review[J]. International Journal of Environmental Research and Public Health, 2018, 15(7):1557-1587.

[79] JONES R R, WEYER P J, DELLAVALLE C T, et al. Nitrate from drinking water and diet and bladder cancer among postmenopausal women in Iowa[J]. Environmental Health Perspectives, 2016, 124(11):1751-1758.